RAPPORT

SUR

L'HYDROTHÉRAPIE,

ADRESSÉ

A MONSIEUR LE MARÉCHAL MINISTRE DE LA GUERRE,

APRÈS UN VOYAGE FAIT EN ALLEMAGNE,

PAR

LE D.ʳ H. SCOUTETTEN,

Chevalier de la Légion d'honneur, premier Professeur et Chirurgien en chef à l'hôpital militaire d'instruction de Strasbourg, Membre correspondant de l'Académie royale de médecine de Paris, de l'Académie royale de Metz, de l'Académie des sciences, inscriptions et belles-lettres de Toulouse, de l'Académie des curieux de la nature de Berlin, de la Société royale de médecine de Copenhague, etc.

Deuxième édition, augmentée de notes et d'observations.

PARIS,

Chez P. BERTRAND, | Chez J. B. BAILLIÈRE,
rue Saint-André-des-Arcs, 38. | rue de l'École de médecine, 17.

STRASBOURG,

Chez V.ᵉ LEVRAULT, Éditeur, rue des Juifs, 33.

1844.

STRASBOURG , imprimerie de V.ᶜ BERGER-LEVRAULT.

AVANT-PROPOS.

La première édition de cet écrit a été rapidement épuisée : la publicité qui lui a été donnée a été considérable, non par le nombre d'exemplaires tirés, mais par la reproduction qui en a été faite, en totalité ou en partie, par les journaux scientifiques et politiques de France et d'Allemagne.

Je devais croire à peu près épuisé l'intérêt qu'on a bien voulu témoigner à cet aperçu statistique. Il paraît qu'il n'en est pas ainsi, et que chaque jour des demandes nouvelles sont adressées aux libraires. Ce motif me détermine à faire paraître cette seconde édition.

J'ai dû conserver exactement les termes de mon rapport au Ministre de la guerre; on comprend parfaitement qu'il n'était pas possible de modifier la forme ou la pensée de ce travail, sans en altérer le caractère et lui faire perdre à l'instant sa valeur comme document historique.

Mais depuis l'époque de la première publication de ce rapport les faits ont marché, et l'hydrothérapie a fait de grands progrès en France. Il était utile de les signaler et de faire connaître, sous ce point de vue, la situation de notre pays. Des notes servent à la constater.

Enfin, et bien que cet écrit ne puisse en aucune manière servir de guide au médecin praticien qui désire appliquer l'hydrothérapie, je donne deux observations importantes, l'une de maladie aiguë (fièvre typhoïde), l'autre de maladie chronique (prurigo), afin qu'on puisse avoir une idée des modifications de ce traitement dans des conditions opposées. Quant aux préceptes qui doivent présider à l'application des moyens hydrothérapiques, ils sont exposés avec détail dans l'ouvrage didactique que j'ai récemment publié sur ce sujet.

AVERTISSEMENT

DE LA PREMIÈRE ÉDITION.

Il m'a toujours semblé sage et prudent de ne pas rejeter sans examen les faits nouveaux qui se produisent, lors même qu'ils semblent blesser nos croyances ou échapper aux lois scientifiques de l'époque. Ce précepte, presque banal, tant il a été répété, est cependant d'une application rare et difficile. Les savants ne veulent pas abandonner leurs idées, car elles servent de piédestal à leur réputation et quelquefois à leur fortune. Les insouciants se contentent du passé et ne se fatiguent pas à courir après des vérités nouvelles; viennent ensuite les ignorants et les hommes intéressés au maintien de l'erreur. Cette armée tient ses rangs serrés, et il faut du courage et de la persévérance à qui ose se heurter contre elle avec le désir de l'entamer.

Il y a de plus, en ce qui touche la médecine, un obstacle inhérent à notre organisation; c'est le besoin de l'extraordinaire, du merveilleux. On se persuade avec peine que des choses simples puissent être utiles; on aime l'inconnu : l'homme est ainsi fait qu'il est toujours prêt à adorer ce qu'il ne comprend pas.

Malgré tous ces obstacles, la vérité finit par se faire jour, quand on se décide à braver les préjugés et à supporter les inconvénients et quelquefois les dangers d'une position nouvelle. Voyez ce qui se passait à la fin du dernier siècle : les savants refusaient de croire à l'existence d'un phénomène, aujourd'hui bien constaté, et qui les occupe tous les jours, à la chute des aérolithes; ils traitaient ce fait d'erreur grossière, indigne de leur examen. En 1794, un physicien allemand, Chladni, osa se ranger ouvertement du côté de ce qu'on nommait la superstition populaire, et il tenta de démontrer, par des raisons scientifiques, que cette superstition, comme tant d'autres, avait un fondement réel. De nos jours, quelques hommes distingués commencent à comprendre qu'il ne faut mépriser aucun enseignement, lors même qu'il nous vient de l'empirisme le plus absolu. Lorsque Bakewell, simple fermier, entreprit de créer en Angleterre des races d'animaux domestiques qui n'eussent pas d'égales au monde, on en plaisanta et on ne se doutait guère que la science des Liebig et des Dumas viendrait un jour confirmer l'expérience d'un paysan sans arriver cependant à en dépasser les résultats.

Je me trouvais sous l'empire d'idées de cette nature lorsque j'entendis parler, pour la première fois, des succès obtenus en Allemagne par l'hydrothérapie : quelques malades, guéris par ce traitement, me les confirmèrent. Je résolus d'aller voir ce qu'il y avait de réel dans ce qu'on annonçait. Il me sembla bien un instant qu'il y avait quelque chose d'humiliant pour un docteur, et surtout pour un homme placé dans ma position, d'aller m'incliner devant un paysan de la Silésie, afin d'apprendre à guérir des maladies incurables par les traitements adoptés par la science : cette orgueilleuse pensée fut promptemeut repoussée par le cri de ma conscience, et j'écrivis, le 26 juillet 1842, à monsieur le Ministre de la guerre pour lui communiquer mes idées et mon désir.

Monsieur le Maréchal m'accorda l'autorisation que je lui demandais; il eut la bienveillance de faire connaître sa décision aux Ministres des affaires étrangères et de l'intérieur, afin qu'ils me prêtassent leur appui et que j'obtinsse au besoin aide et protection près des ambassadeurs et agents diplomatiques représentant la France à l'étranger.

En conséquence de cette démarche du Ministre

de la guerre, je reçus un avis particulier du Ministre de l'intérieur, le 17 septembre 1842, et un autre, le 18 du même mois, du Ministre des affaires étrangères.

Mes dispositions de départ furent promptement faites; je quittai la France le 20 septembre.

Ce travail est le résultat de mes observations en Allemagne; il fut adressé au Ministre peu de temps après mon retour. On ne doit pas s'attendre à y trouver un exposé didactique de l'hydrothérapie; cela ne devait pas être mon but : il ne s'agissait point de faire un traité scientifique, mais bien de présenter la situation du pays, que je venais de parcourir, sous le rapport de l'influence exercée par une méthode particulière de traitement, et de chercher à découvrir ce qu'elle a d'applicable et d'utile dans un nombre déterminé de maladies.

Un travail plus sérieux, plus complet, doit nécessairement suivre celui-ci; je m'en occupe activement.[1]

Strasbourg, le 15 mars 1843.

1 Voir la note de la page 10.

Strasbourg, le 20 novembre 1842.

RAPPORT

SUR L'HYDROTHÉRAPIE.

MONSIEUR LE MARÉCHAL,

Quelques jours se sont écoulés depuis que je suis
de retour de mon voyage en Allemagne : je voulais,
en arrivant, vous remercier sur-le-champ de m'avoir
autorisé à visiter ce pays dans un intérêt scientifique,
et d'avoir ajouté à cet acte de bienveillance une
recommandation près des ambassadeurs et agents
diplomatiques représentant la France à l'étranger ;
j'ai été entravé dans l'accomplissement de cette
pensée de reconnaissance par les soins incessants
donnés à des hommes extrêmement malades que j'ai
trouvés en reprenant mon service, et par la nécessité de coordonner les matériaux de ce rapport.

Les faits nombreux que j'ai recueillis me paraissent

très-importants, aussi je n'hésite pas à appeler, dès à présent, l'attention de votre Excellence sur les résultats qu'ils doivent avoir sous le double rapport de l'humanité et de la science.

Je reconnais cependant que la nature de ce travail ne me permettra pas de présenter, avec les détails nécessaires pour entraîner une conviction, les faits qui se rattachent à l'hydrothérapie; il faut, pour atteindre ce résultat, un ouvrage plus complet, plus scientifique[1]. Je vais l'entreprendre et en poursuivre l'exécution avec ardeur; j'aurai l'honneur de vous le soumettre dès qu'il sera terminé. Aujourd'hui je n'ai d'autre but que d'exposer rapidement l'origine et la marche progressive de l'hydrothérapie, son action dans les maladies aiguës et chroniques, son influence sur la thérapeutique générale et sur les habitudes du pays où elle a pris naissance. Je suivrai dans cette narration l'itinéraire de mon voyage et le développement successif de mes pensées.

Je partis de Strasbourg le 20 septembre dernier, ne possédant alors que des notions incomplètes sur l'hydrothérapie. Quelques guérisons de maladies chroniques graves contre lesquelles les moyens or-

---

1 Cet ouvrage a paru; il a pour titre : *De l'eau, sous le rapport hygiénique et médical, ou de l'hydrothérapie;* 1 vol. in-8.° de 608 pag. Paris, chez P. Bertrand, rue Saint-André-des-Arcs, 38, et chez J. B. Baillière, rue de l'École de médecine, 17; Strasbourg, chez V.ᵉ Levrault, rue des Juifs, 33.

dinaires de la médecine, administrés par moi-même ou par des médecins distingués de Paris, avaient complétement échoué, m'avaient porté à croire que cette forme de traitement ne doit pas être rejetée sans examen ; mais mon esprit était dans cet état de doute qui dispose plutôt à l'incrédulité et à la répulsion qu'à l'entraînement. Cependant, bien décidé à rester dans les limites de l'impartialité et à ne pas dévier sous l'influence d'exagérations favorables ou hostiles, je mis dans mon plan de conduite l'obligation de consulter, dans les villes importantes que je visiterais, les hommes les plus distingués dans les sciences médicales, et, autant que possible, les sommités des diverses positions sociales. Ce soin me paraissait d'autant plus important qu'on ne peut, dans une course rapide, apprécier avec exactitude les influences réelles des idées et des institutions d'un pays : il n'y a évidemment que les hommes bien au fait de tout ce qui les entoure, qui soient aptes à fournir à l'observateur des renseignements sérieux et positifs.

Je traversai, sans m'y arrêter, le grand-duché de Bade, où il n'existe qu'un établissement hydrothérapique, petit et incomplet, placé au pied des montagnes de la Forêt-Noire. J'arrivai à Stuttgard le 22 septembre. Le royaume de Wurtemberg possède trois établissements Le plus beau, fondé par des actionnaires, est situé près de la petite ville d'Esslin-

gen, dans une contrée charmante et très-salubre.
Les actionnaires paraissent très-satisfaits des résultats
pécuniaires qu'ils ont obtenus, puisqu'ils se dispo-
sent à ajouter aux cent mille francs déjà dépensés,
une somme encore plus forte pour des construc-
tions nouvelles. Toutefois il faut reconnaître que la
plupart des médecins de Stuttgard, qui, il est vrai,
se sont peu occupés de l'ydrothérapie, n'ont pas
conçu une opinion favorable de ce genre de traitement, et que, sous le rapport hygiénique, il n'a
exercé qu'une influence très-faible sur les habitudes
de la société.

Il n'en est plus de même dans la Bavière. Ce pays
est le premier où on se soit sérieusement occupé
de l'hydrothérapie : déjà en 1837 le roi, dont l'attention avait été éveillée sur ce genre de traitement,
avait envoyé à Græfenberg les docteurs Hœrner et
Schnizlein; depuis cette époque on a vu se former
plusieurs établissements importants, à la tête desquels il faut citer celui d'Alexandersbad, dirigé par
le docteur Fikenscher. Presque tous les médecins
distingués de Munich, notamment le professeur
Ringsess, pensent que le traitement hydriatique,
convenablement appliqué, est une ressource puis-
sante contre certaines maladies rebelles aux moyens
habituels de la médecine.

Depuis que l'hydrothérapie a été accueillie dans
la capitale de la Bavière, on a vu des modifications

notables s'introduire dans les habitudes d'un grand nombre de personnes des classes les plus élevées. C'est à M. le comte de Rechberg, grand-maître de la cour du roi, qu'il faut rapporter la faveur dont jouit ce moyen hygiénique et médical. Ce personnage important, après avoir été malade pendant vingt ans et traité sans succès par les médecins les plus célèbres, a recouvré complétement sa santé à Græfenberg. Cet exemple, et plusieurs autres non moins remarquables, ont entraîné la cour et une partie des courtisans à renoncer à l'usage du vin, des boissons excitantes, et à se laver, chaque matin, tout le corps à l'eau froide. La reine et ses enfants ne reculent pas devant l'emploi de ces ablutions réfrigérantes.

A neuf lieues de Munich, dans la petite ville de Freysing, existe un petit hôpital militaire; il est dirigé par le docteur Gleich qui, plein de confiance en l'hydrothérapie, a cru devoir employer exclusivement ce traitement contre toutes les maladies externes et internes. Depuis le 16 avril 1839 jusqu'au 27 septembre 1842, le docteur Gleich a traité 723 malades et il n'en a perdu que sept. Ce résultat était trop remarquable pour ne pas attirer sérieusement mon attention; je retournai à Munich, où j'obtins bientôt la faveur d'être admis dans les bureaux du ministère de la guerre; j'y fus parfaitement accueilli par M. Handschuh, référendaire près du ministre en ce qui concerne le service de santé. Il mit à ma

disposition des documents nombreux, qui me prou-
vèrent qu'il existe, en Bavière, d'autres hôpitaux
militaires où la mortalité est aussi faible qu'à Freysing. Il me fut donc impossible de rien conclure
en ce qui concerne l'hydrothérapie, puisque les
conditions hygiéniques dans lesquelles se trouvaient
les hommes soumis à ces divers traitements me man-
quaient complétement.

Après avoir parcouru la Bavière, je pénétrai dans
les États de l'empire d'Autriche : c'est là que l'hydrothérapie a pris naissance; elle est sortie d'un village
presque inconnu de la Silésie pour venir exercer
son influence sur la partie la plus notable de la po-
pulation, où elle compte des prosélytes nombreux,
enthousiastes, toujours prêts à la défendre et à la
propager. M. Sina, l'un des premiers banquiers de
Vienne, me disait un jour : l'engouement fut poussé
si loin dans cette ville que plusieurs restaurateurs,
voyant qu'ils ne vendaient plus de vin, se mirent à
vendre de l'eau : ils allaient la puiser à Schœnbrunn,
où se trouve une source excellente, très-appréciée
des Viennois, qui n'ont à leur disposition qu'une
eau de très-médiocre qualité.

L'usage des ablutions à l'eau froide s'est introduit
dans les habitudes sociales, il a même pénétré jusqu'à la cour, d'après le dire de M. Gross, secrétaire
particulier de l'impératrice mère. Ces habitudes nouvelles ont fait naître une industrie qui a pour but

la fabrication de machines et d'appareils pour les bains et les douches. La maison Sartorius est la mieux fournie en ce genre d'objets.

Les médecins, entraînés en quelque sorte par l'opinion publique, se sont occupés plus ou moins de l'hydrothérapie, mais aucun d'eux ne l'a adoptée franchement : il faut peut-être excepter M. le baron de Turckheim, médecin et conseiller aulique, vieillard vénérable, jouissant d'une haute considération et de la confiance de l'empereur. C'est lui qui fut envoyé à Græfenberg, en 1837, pour examiner le mode de traitement qui y est employé. A son retour il fit un rapport favorable, qui a déterminé le gouvernement à autoriser Priessnitz, inventeur de l'hydrothérapie, à traiter des malades, quoiqu'il ne soit pas médecin. Le docteur Güntner, médecin ordinaire de l'empereur, m'a déclaré que l'hydrothérapie lui paraît favorable dans le traitement de certaines maladies, qu'il la recommande même dans quelques cas ; toutefois il en a vu faire un usage abusif et dangereux, qui lui a prouvé que ce ne serait pas impunément qu'on abandonnerait ce moyen à des mains audacieuses et inhabiles.

Il existe six établissements hydrothérapiques dans les environs de la capitale de l'Autriche; mais il en est quatre qui méritent à peine ce nom. Les deux autres sont placés dans une vallée très-longue, très-étroite et dominée par les montagnes arides. Le

premier établissement fait partie du village de Kaltenleutgeben, à deux lieues de Vienne; il n'est remarquable qu'en ce qu'il a été créé immédiatement
après celui de Græfenberg. Le second se trouve à
Laab; il est plus complet, mieux organisé que celui
de Kaltenleutgeben, dont ils n'est éloigné que d'une
lieue.

Il n'y a, dans toute l'Autriche, qu'un seul hôpital
où les soldats malades soient traités par les moyens
hydrothérapiques, c'est à Mühlau, près d'Inspruck,
dans le Tyrol. Le docteur Fritz, médecin de régiment, a fondé un établissement dans lequel il admet,
outre les militaires qui le désirent, toutes les personnes qui se présentent, pourvu qu'elles portent
des maladies qui puissent être efficacement com-
battues par l'hydrothérapie. Quand les soldats sont
atteints d'affections qui s'opposent à l'emploi de
l'eau fraîche, ils sont placés dans un autre local,
qui est véritablement l'hôpital militaire.

Je ne parlerai pas de trois établissements hydrothérapiques qui existent en Hongrie, dans les environs de Pesth, ni de ceux de la Moravie, de l'Il-
lyrie et de la Carinthie: ils sont peu importants et
la direction en est confiée à des hommes qui n'ont
pas une grande valeur scientifique. Je me hâte d'atteindre Græfenberg, qui est encore à cent lieues au
nord de Vienne. Je traversai rapidement les champs
de bataille où nos armées acquirent une gloire im-

périssable; je ne m'arrêtai qu'un instant à Wagram, où se trouve aujourd'hui un débarcadère du grand chemin de fer qui parcourt toute la Moravie; je passai une demi-journée et une nuit à Olmütz, dont le nom est tristement lié au souvenir de la dure captivité du général Lafayette; enfin le surlendemain du jour où j'avais quitté cette ville, et après avoir heureusement supporté la fatigue de chemins détestables, j'arrivai à Græfenberg.

Ce hameau serait sans doute complétement ignoré, si un homme, un simple cultivateur, ne l'avait rendu fameux par les cures nombreuses qu'il y a opérées. Græfenberg compte au plus trente maisons jetées çà et là sur le flanc oriental d'une montagne qui s'élève au-dessus d'une petite ville de la Silésie autrichienne, nommée Freywaldau. Cette petite ville a trois mille habitants; ses maisons étaient en partie désertes avant que les malades n'y vinssent pour se faire traiter de maladies anciennes, graves et souvent considérées comme incurables. Le pays est salubre; l'air y est vif et pur, l'eau excellente. C'est au milieu de ces conditions farorables que Priessnitz s'est placé pour obtenir les succès qui l'ont rendu célèbre.

Je ne dirai que quelques mots bien courts sur l'origine et le développement de l'établissement hydrothérapique de Græfenberg. Dans les montagnes à demi sauvages de la Silésie, où la médecine des écoles est à peine connue de nom, les habitants se bornent encore, lorsqu'ils veulent calmer les maux qui les atteignent, à avoir recours aux moyens que leur offre la nature; l'eau y joue nécessairement le rôle le plus important; les sueurs provoquées viennent ensuite, elles sont regardées comme très-efficaces pour combattre une foule d'affections. C'est la médecine instinctive telle qu'elle existait aux premiers âges du monde. Priessnitz, plus intelligent, plus observateur que ses voisins, fit des remarques sur l'utilité de l'eau dans les maladies de l'homme et des animaux; mais il n'avait fait encore aucune application de ses connaissances, lorsqu'une chute malheureuse lui cassa deux côtes. L'accident était très-grave; les chirurgiens du pays furent d'avis que le malade serait estropié pour toute la vie. Priessnitz voulut appeler de leur jugement, et il se décida à se traiter lui-même : il réussit parfaitement. Cette cure fit grand bruit, et la renommée, grandissant encore le mérite du succès, conduisit vers lui quelques malades souffrant depuis longues années : leur guérison fit de nouveaux prosélytes. La réputation de Priessnitz franchit bientôt les monts neigeux de la Silésie, et on vit, en 1829, quarante-cinq malades étrangers au pays, accourir pour demander les conseils et les soins de ce médecin improvisé : en 1832 il en vint 118; enfin les progrès ascensionnels furent si rapides, qu'en 1836 les malades étaient au nombre de 469, et en 1840 de 1576 :

cette année il n'en était encore venu que 1116;
mais ce nombre à dû s'accroître depuis mon départ.

Aujourd'hui Græfenberg est devenu l'hôpital des
incurables du monde entier : j'y ai vu des malades
venus de Saint-Pétersbourg, de Moscou et de Paris,
de Londres et de Philadelphie, d'Astracan et de
Constantinople ; Vienne, Berlin, Varsovie, toute
l'Allemagne, la Hongrie, l'Italie, fournissent aussi
leur contingent.

Il n'en est point de Græfenberg comme des eaux
minérales en réputation de la France et de l'Allemagne, où on se rend très-souvent par ton, par
entraînement, ou pour y chercher la distraction :
à Græfenberg tout est sérieux ; la vie y est rude et
les plaisirs très-rares. On ne se décide à ce voyage
qu'après avoir épuisé toutes les ressources ordinaires
de la médecine ; car dans ce pays, étranger à la
civilisation des villes, le confortable y est inconnu
et le nécessaire très-difficile à se procurer. Malgré
ces inconvénients, Græfenberg reçoit une foule de
personnages de la plus haute distinction : cette année
y a vu le prince de Nassau, le prince de Lichtenstein,
la tante du roi de Prusse, la princesse Sapieha,
la princesse Gortschakoff, le fils du duc de Sussex,
oncle de la reine d'Angleterre, des magnats de la
Hongrie, des grands de la Valachie, puis une foule
de baronnes, de comtesses de tout âge et de tout pays.

C'est un spectacle étonnant à voir que tous ces personnages, habitués au commandement, obéir avec un scrupule religieux aux moindres recommandations d'un paysan illettré, car Priessnitz sait à peine lire et écrire. Mais si Priessnitz a été privé des avantages d'une instruction distinguée, il a reçu du ciel une sagacité rare, une volonté ferme et un jugement qui se révèle dans toutes ses actions. Il faut ajouter que les succès éclatants obtenus depuis douze ans et les accidents survenus par suite d'infractions au traite-ment prescrit, donnent à la parole de cet homme une autorité que n'a jamais acquise le médecin le plus célèbre et le plus haut placé.

Priessnitz, malgré la fortune énorme qu'il a amas-sée en très-peu d'années, conserve ses habitudes de simplicité et de frugalité. Il a sept filles; il les élève avec soin et les tient à quelques lieues de Græfen-berg, sous la surveillance de maîtresses instruites, dans une propriété considérable qu'il a récemment achetée avec la jouissance des droits seigneuriaux qui s'y trouvent attachés. Priessnitz parle peu; il donne rarement les motifs de ses prescriptions; près d'un malade il sait ce qu'il faut faire, mais les raisons scientifiques lui manquent pour justifier ses actes. Il ne prend aucune note des maladies qu'il observe, ni des moyens qui lui ont particulièrement réussi; il se confie complétement à sa mémoire; il paraît qu'elle est excellente, car on assure que, si cinq cents malades sont réunis en même temps, il se rappelle

exactement ce qu'il a prescrit à chacun d'eux. Si
Priessnitz mourait, il ne resterait de lui que son nom
et le souvenir des cures remarquables qu'il a opérées.

Ce n'est pas sans avoir éprouvé toutes les tracas-
series qui s'attachent constamment aux idées nouvelles ou aux hommes qui sortent des voies battues,
que Priessnitz est parvenu à faire taire l'envie et la
calomnie. Comme on ne pouvait pas croire à la
guérison de maladies jugées incurables par les médecins les plus distingués, on a supposé que l'eau
employée dans le traitement recélait des médicaments;
que les éponges dont Priessnitz se servait au commencement de sa pratique, contenaient des agents
actifs qui expliqueraient un jour les faits et démon-
treraient la fourberie. L'eau a été analysée, les éponges ont été soumises aux mêmes épreuves, et après
de longues recherches, il a fallu reconnaître que
l'eau pure, administrée à des températures différentes
et sous des formes très-variées, était bien le seul
agent auquel Priessnitz eût recours. Aujourd'hui le
doute a fait place à la confiance, et le gouvernement
vient d'accorder à Priessnitz l'autorisation de traiter,
sans contrôle, les malades qui se présentent; il y a
plus, et ceci est un hommage rendu à sa probité,
depuis un an il suffit, lorsqu'un officier autrichien
doit prolonger son séjour à Græfenberg au delà de
six mois, que Priessnitz en fasse la déclaration, pour
que le congé soit accordé immédiatement.

Les formes du traitement hydrothérapique varient singulièrement; l'eau pure en fait constamment la base, mais les applications en sont nuancées de tant de manières diverses que, dans une réunion de plusieurs centaines de malades, il n'en est pas deux qui fassent exactement la même chose.

Les formes les plus ordinaires sont les demi-bains, les bains de siége, les bains de pieds, dont il y a trois espèces; les bains de la partie postérieure ou latérale de la tête, les lavements, les douches, dont la force et les dispositions se modifient selon les exigences, depuis la douche en poussière aqueuse jusqu'aux jets de la grosseur de deux et de trois doigts; puis vient la ceinture mouillée appelée, en allemand, *Umschlag*, le drap mouillé servant à envelopper le malade; enfin les frictions avec un autre drap mouillé, ce qu'on nomme *Abreibung*.

La température de l'eau varie depuis cinq ou six degrés Réaumur, jusqu'à quinze et quelquefois vingt; ce dernier chiffre est très-rarement atteint; ce n'est que dans les cas exceptionnels où le malade se trouve extrêmement faible et impressionnable.

L'eau est aussi administrée à l'intérieur; les malades en boivent de douze à trente verres par jour; Priessnitz s'élève contre les exagérations qui entraînent quelques personnes à en boire quarante et cinquante verres. A ces moyens il faut ajouter la so-

briété, l'exercice en plein air et la provocation de
la sueur dans un certain nombre de maladies.

Il n'est pas facile de donner une idée générale
du traitement hydriatique; car tout est variable suivant la nature de la maladie, l'âge du sujet, sa constitution, son irritabilité et les maladies antérieures
qu'il a éprouvées. Malgré son apparente simplicité,
jamais moyen thérapeutique ne fut d'une application
plus difficile pour être juste, et n'a demandé un tact
médical plus exercé. Il ne faut donc pas s'étonner
si des fautes ont été commises. Cependant, pour
arriver à une description, j'admets que le malade
est fort, qu'il n'a que cinquante ans, et qu'il est atteint d'un rhumatisme chronique qui s'est emparé
de l'épaule et du bras gauche.

A quatre heures du matin en été, à cinq heures
en hiver, le malade est réveillé par le garçon de
bain qui, après l'avoir fait sortir du lit, l'y replace
pour l'envelopper, comme un enfant au maillot,
dans deux ou trois couvertures de laine, sur lesquelles il jette souvent encore un plumon. Le malade, ainsi enveloppé, reste immobile sur son lit :
après un temps qui varie depuis une demi-heure
jusqu'à une heure et plus, la sueur commence à
paraître; elle se manifeste d'abord sur la poitrine et
l'abdomen, puis elle s'empare successivement de tout
le corps. Le domestique ouvre alors les fenêtres de
la chambre, et il présente au malade, de quart d'heure

en quart d'heure, un verre d'eau fraîche. La sueur
devient de plus en plus abondante; elle est quelquefois si considérable, qu'elle pénètre les couvertures,
le matelas et la paillasse. Le temps fixé pour la durée
de la sueur étant écoulé, le domestique dégage les
jambes enveloppées dans les couvertures; il met aux
pieds des sandales en jonc et il aide le malade à
descendre au bain. C'est une grande cuve d'un mètre
trente centimètres de profondeur et de largeur, ayant
deux mètres de longueur; l'eau de source y coule
sans cesse. Le malade se dépouille tout à coup des
couvertures et il se précipite immédiatement dans
l'eau froide, où il reste une ou deux minutes. Lorsqu'il en sort, la peau est très-rouge; il éprouve un
bien-être inconnu jusqu'alors, et l'eau qui se vapo-
rise forme un nuage qui environne le corps. Le malade s'essuie, s'habille aussitôt et va se promener à
grands pas sur la montagne. Toutes ces opérations
conduisent à sept heures du matin; la promenade
dure une heure; pendant ce temps le malade doit
boire six ou huit verres d'une eau fraîche et pure
qui s'échappe des fontaines et des sources nombreuses qu'il rencontre presque à chaque pas.

A huit heures le déjeuner est servi; il est de la
plus grande simplicité : c'est un verre de lait froid
et un morceau de pain bis; on peut recommencer
si l'appétit le réclame, car il ne faut pas compter sur
les accessoires. Après le déjeuner, promenade nou-

velle; elle dure une heure. A onze heures le malade
se déshabille complétement et on lui jette sur le
corps un drap mouillé, mais bien tordu. Le domestique frotte avec force et rapidité la partie postérieure
du corps pendant que le malade se frotte la partie
antérieure; cette opération, appelée *Abreibung*, dure
de cinq à dix minutes. Un drap sec essuie le corps,
qui devient tout rouge. Le malade s'habille, puis il
sort ou se donne du mouvement dans la chambre.

A une heure la cloche annonce le dîner. La salle
à manger est immense; elle peut contenir cinq cents
personnes. Ce n'est pas sans surprise qu'on voit tous
ces malades venus des contrées les plus lointaines,
parlant toutes les langues de l'Europe et, comme si
c'était une convention entre les peuples, se servir
du français pour se transmettre réciproquement
leurs idées. La réunion est bruyante, car chacun
s'exprime en toute liberté; la gaîté règne partout.
Si un étranger était introduit tout à coup, sans être
prévenu du spectacle qui l'attend, il croirait qu'on
le trompe lorsqu'on viendrait à lui dire que ces
femmes rieuses, que ces hommes jeunes et vieux
sont atteints d'affections sérieuses et rebelles; mais
il sera bientôt désillusionné, s'il interroge les malades
en particulier : chacun lui exposera la longue série
de ses maux, et, s'il est docteur, et tant soit peu
chatouilleux sur l'honneur de son corps, il aura à
souffrir, car ce n'est pas à Græfenberg qu'on chante

les louanges de la faculté. Avec un peu de raison
on accepte en riant ce petit inconvénient; en effet,
les malades qui ne guérissent pas entre les mains
des médecins auxquels ils se confient, ne ressem-
blent-ils pas beaucoup aux hommes qui perdent un
procès?

Le repas est très-frugal : un plat de viande, des
légumes, des fruits selon la saison, de l'eau en abondance, voilà tout le dîner. On varie les mets; quant
au nombre, il n'augmente que dans de rares occa-
sions. Les aliments sont apprêtés avec une simplicité
rustique qui serait intolérable dans les conditions
ordinaires de la vie; mais à Græfenberg la vigueur
de l'appétit ne connaît pas d'obstacle, et ce qu'on y
mange est effrayant. Priessnitz croit qu'il faut laisser
aux malades toute liberté sous ce rapport; cela me
paraît une erreur, et plusieurs faits, dont j'ai été té-
moin, me confirment dans cette pensée. Sans doute
il ne faut pas imposer la diète à des hommes qui
mènent une vie active, qui, chaque jour, éprouvent
des pertes considérables par la sueur et le bain froid;
mais il faut éviter aussi que le foie, l'estomac et tous
les organes de la digestion ne soient fatigués par le
travail excessif qu'un appétit glouton leur impose.

Le dîner est servi avec une lenteur germanique
désespérante; il ne dure pas moins d'une heure et
demie. Lorsqu'il est terminé, le malade se promène
de nouveau, sans être jamais arrêté par le mauvais

temps. Entre trois et quatre heures il se rend à la douche. C'est ici qu'il faut reconnaître que Priessnitz n'a rien fait pour séduire l'imagination.

Les douches, au nombre de cinq, sont au milieu d'un bois de sapins planté sur la montagne au-dessus et à une demi-lieue de Græfenberg. Ce sont des baraques en planches, formant une espèce de chambre fermée où l'on se déshabille. Dans une pièce attenante tombe un filet d'eau du diamètre de deux à trois doigts, amené par un conduit en bois, et qu'alimente l'un des petits ruisseaux qui rampent sur le flanc de la montagne. L'une de ces baraques, celle exclusivement destinée aux dames, est ouverte par le haut; c'est là, quelque temps qu'il fasse, été comme hiver, que les femmes les plus délicates s'exposent, le corps complétement nu, à l'action de la douche. La première sensation est pénible, mais bientôt la percussion produite par l'eau et la réaction de l'organisme contre le froid rougissent la peau, rétablissent l'équilibre et font éprouver à beaucoup de personnes une sensation si agréable qu'on est obligé de prendre des précautions pour qu'elles ne dépassent pas le temps prescrit qui, ordinairement, est de quatre à cinq minutes. Après la douche, et lorsque le corps est essuyé, le malade s'habille, remet la ceinture abdominale et retourne à grands pas dans son appartement. Il jouira de sa liberté jusqu'à sept heures et demie : à ce moment la cloche sonne pour l'appeler au souper. Ce repas est la répétition exacte du déjeuner; un ou deux verres de lait froid et un morceau de pain bis en font tous les frais. Tel est le régime auquel sont soumis les hommes habitués au luxe de la civilisation : on rencontre bien, par intervalle, des caractères difficiles qui prétendent échapper à la règle commune, mais ils sont bientôt dominés par l'exemple de tout ce qui les entoure, et ils reviennent d'eux-mêmes lorsqu'ils ont compris que la plupart des maux qui affligent l'homme est la conséquence, et en quelque sorte la punition, de l'abandon de la sobriété et du travail.

La journée du lendemain ramène les obligations et les fatigues de la veille : on roule ainsi dans un cercle d'occupations qui absorbent si bien les instants que les malades, sans cesse réclamés par les soins à donner à leur personne, n'ont pas le temps de se laisser aller à l'ennui.

Le traitement qui vient d'être rapidement décrit pour un cas supposé de rhumatisme chronique ne sera plus exactement le même si le malade souffre du foie, des intestins, de la tête; ou bien, dans le cas de syphilis invétérée, de scrophules, de dartres. Il variera à ce point que ni la sueur, ni les bains froids, ni les douches ne seront nécessaires; et comme tous les moyens doivent être appropriés à la nature du mal et à la force de l'individu, ils seront nuancés de manières si diverses que, sur plusieurs centaines d'individus en traitement, il n'y en aura pas deux qui feront exactement la même chose. Ce n'est pas ici le lieu de pénétrer dans tous ces détails, dont la connaissance cependant est indispensable à la pratique; ils seront développés dans un travail plus complet.

Les moyens hydrothérapiques ne sont pas seulement applicables aux maladies chroniques; ils triomphent aussi des maladies aiguës les plus graves, particulièrement de la fièvre typhoïde et des dysenteries rebelles. Les succès remarquables que nous venons d'obtenir à l'hôpital de Strasbourg, et que nous rapporterons plus bas, en sont une nouvelle preuve. Mais à Græfenberg, et dans tous les établissements de l'Allemagne, on n'y reçoit que les malades atteints d'affections chroniques.

La durée de ce traitement varie nécessairement selon l'ancienneté et la gravité de la maladie, selon la force du sujet, sa docilité et peut-être aussi selon la saison. Priessnitz pense, d'après son expérience, que l'hiver est le moment où s'opèrent les cures les plus remarquables. Quelquefois il suffit d'un ou plusieurs mois pour se débarrasser d'une affection qui date de quelques années; mais assez souvent il faut un temps plus long. J'ai vu à Græfenberg des personnes qui s'y trouvaient depuis un an, depuis deux et même trois ans : le prince de Lichtenstein ne l'a

pas quitté depuis quatre ans ; il est vrai que la reconnaissance l'y retient plus que la nécessité.

Il me serait difficile d'énumérer toutes les maladies contre lesquelles l'hydrothérapie peut être employée avantageusement, et celles qui ne doivent
pas être soumises à ce traitement. Je dirai cependant
que le succès est presque certain dans la goutte, le
rhumatisme, toutes les affections abdominales, les
scrophules, les syphilis invétérées, surtout celles qui
ont été traitées par le mercure avec excès : qu'elle
réussit moins sûrement lorsqu'elle doit combattre
des affections cutanées, des maladies syphilitiques
récentes, les paralysies et toutes les affections ner-
veuses qui tiennent à une lésion ancienne du cer-
veau ou de la moelle épinière; mais si le trouble
nerveux a pris naissance sous l'influence d'un dé-
rangement des organes digestifs ou génitaux, l'hydrothérapie réussit complétement; enfin, elle échoue
contre les affections chroniques de la poitrine et
plusieurs autres maladies organiques.

L'hydrothérapie n'est pas une panacée univer-
selle, ainsi que l'ont prétendu quelques enthousiastes
aveugles; ce n'est non plus un système médical nouveau, ce n'est qu'un agent thérapeutique puissant
qui, manié par des hommes habiles, doit donner
des résultats de la plus haute importance.

J'ai vu à Græfenberg un grand nombre de guérisons remarquables, et quelques-unes vraiment mer-

veilleuses; je n'en rapporterai qu'un petit nombre d'exemples.

Le général K***, le compagnon d'armes de la plupart des généraux de l'empire français, était atteint d'une hépatite chronique qui datait du siége de Mantoue, où il se trouvait; son foie avait acquis un volume considérable; il descendait au-dessous de l'ombilic et s'étendait fortement à gauche. Les digestions, profondément troublées, souvent impossibles, avaient réduit le corps à une maigreur squelettique; des ictères interminables teignaient la peau d'un jaune obscur. Le général avait consulté les médecins les plus célèbres de Paris, de Vienne, de l'Italie; il avait fait usage des remèdes les plus vantés et des eaux minérales les plus renommées; tout avait échoué. Enfin on lui dit que s'il se rendait en Asie, au Caucase, il y trouverait des eaux thermales dont l'efficacité est infaillible : malgré son âge avancé, il entreprit ce voyage difficile et il revint avec son mal. Retiré dans ses terres, près de Varsovie, il y attendait courageusement la mort, lorsqu'on vint lui parler de Priessnitz et des cures surprenantes qu'il avait faites; un reste d'espérance le décida à se rendre à Græfenberg. Aujourd'hui le général, âgé de soixante-dix ans, a retrouvé la santé et des forces; il monte à cheval, digère parfaitement et son foie est revenu au volume normal; je m'en suis assuré en palpant le corps à nu avec la plus grande attention.

Le docteur B**, célèbre par ses travaux sur la peste, comblé d'honneurs par presque tous les gouvernements de l'Europe, se mourait à Constantinople d'une hépatite chronique. Son foie, incroyablement volumineux, semblait avoir envahi toute la place de la rate; il descendait beaucoup au-dessous de l'ombilic, et le ventre avait le volume de celui d'une femme enceinte qui va accoucher. Après avoir inutilement fait usage de tout ce que la science de ses confrères et la sienne pouvaient lui indiquer, le docteur B** s'embarque et quitte Constantinople pour se rendre à Græfenberg, dont la renommée a portée le nom jusqu'à lui. En arrivant à Vienne, plusieurs médecins furent d'avis que le malade n'aurait pas la force d'atteindre le but de son voyage. Le docteur B** était cependant à Græfenberg depuis quatre mois, lorsque j'y arrivai. Je le trouvai très-souffrant; le foie avait encore un volume fort considérable; mais les fonctions digestives se faisaient avec facilité; les forces étaient revenues : le docteur B** nous en donna la preuve la veille de mon départ, en nous accompagnant dans une excursion que nous fîmes sur une montagne dont on ne peut atteindre le sommet qu'en marchant dans la neige pendant deux heures à peu près; au retour il n'était pas le plus fatigué de tous les voyageurs.

Le fils du prince S*** était un enfant faible et souffrant depuis les premiers jours de sa naissance, lorsque, à quatre ans, il fut atteint pour la première fois de vomissements violents, qui mirent sa vie en danger. Cet accident grave se renouvelait à peu près tous les six mois, et durait huit, dix ou quinze jours avec une ténacité désespérante. Cet enfant fut traité inutilement par les médecins les plus célèbres de Paris, de Berlin et de Prague; les parents, au désespoir, se décidèrent à le conduire à Græfenberg : il avait alors douze ans. L'accès de vomissement éclata le 2 novembre 1839, mais les moyens hydrothérapiques s'en rendirent bientôt maîtres. Depuis cette époque un traitement hygiénique a été continué, la santé s'est fortifiée, et les vomissements n'ont plus reparu. Ce qui n'est peut-être pas moins remarquable, c'est que ce jeune garçon, dont le père a les yeux tellement faibles qu'il ne peut pas lire le soir, était atteint de la même infirmité. Depuis le traitement la vue s'est fortifiée, et il peut lire longtemps, le jour et la nuit, sans être fatigué.

Madame la comtesse P***, âgée de 55 ans, s'était toujours bien portée jusqu'à l'époque de la suppression des menstrues, qui eut lieu tout à coup à quarante-huit ans. Peu de temps après, des douleurs se firent sentir au doigt indicateur de chaque main; bientôt les autres doigts devinrent douloureux, et pendant sept ans les accidents s'aggravèrent constamment malgré tous les traitements mis en usage. Lorsque la malade se rendit à Græfenberg, le 2 mai

3

1842, tous les doigts étaient roides, immobiles, ils paraissaient ankylosés; les pieds présentaient les mêmes accidents; la rétraction des tendons des muscles du bras empêchait l'extension de l'avant-bras; les genoux étaient fléchis et ne pouvaient s'étendre; il y avait impossibilité de se servir des mains, soit pour manger, soit pour saisir un objet. Le corps était d'une grande maigreur; il y avait affaiblissement général, les digestions étaient difficiles et le dévoiement presque continuel.

Le traitement hydriatique a ramené les forces et l'embonpoint; les fonctions digestives se font régulièrement; les phalanges fléchissent, excepté celle du doigt indicateur de la main droite, qui paraît décidément ankylosée. La malade mange seule, elle écrit, et dans sa satisfaction, voulant me montrer combien elle est heureuse d'avoir retrouvé l'usage de ses doigts, elle a touché le piano devant moi.

Je prends maintenant un exemple de blessure grave faite à un membre.

Lors de l'insurrection italienne qui eut lieu en 1831, le prince de L***, âgé à cette époque de 34 ans, fut blessé près de Rimini. Il reçut à la cuisse gauche une balle qui, à ce qu'il paraît, était armée d'un morceau de fer-blanc tranchant. Ce projectile fit une blessure effrayante : toutes les parties molles du côté externe du membre, à partir du tiers inférieur, étaient divisées jusqu'à l'os, qui resta intact.

La plaie fut pansée presque immédiatement par un chirurgien habile, qui s'assura qu'elle ne contenait aucun corps étranger. Deux mois après l'accident, la cicatrisation était complète, mais le membre restait gonflé et douloureux; la jambe et le pied devinrent volumineux, ils étaient insensibles et constamment froids. Les changements de temps déterminaient de vives douleurs, et provoquaient quelquefois le développement d'érysipèles étendus, très-graves et qui plusieurs fois menacèrent l'existence. Le prince gardait habituellement le lit; dans les moments heureux il pouvait, à l'aide de deux béquilles, faire quelques pas dans sa chambre.

Les médecins consultés, et il y en eut un grand nombre, employèrent une foule de moyens pour calmer les douleurs, qui entraînaient des insomnies presque continuelles : ils envoyèrent le malade aux eaux thermales de Baden près Vienne, de Tœplitz, de Carlsbad, et enfin à Abano dans la Lombardie autrichienne. Tout échoua. Le prince, voyant que les moyens habituels de la médecine étaient impuissants, eut recours au remède empirique d'un paysan de la Hongrie : il ne fut pas plus heureux. C'est alors qu'on lui proposa de lui couper la cuisse; mais il s'y refusa avec fermeté. Le bruit des guérisons de Priessnitz le décida à quitter Vienne, pour se rendre à Græfenberg; il y arriva au mois d'août 1838. Six semaines après, il avait retrouvé le sommeil; des crises violentes, mais très-salutaires, survinrent; enfin, après quatre années de persévérance, le prince a été débarrassé de toutes ses douleurs : il est fort, son teint est très-frais, il marche sans bâton et monte à cheval tous les jours.

L'accueil bienveillant que j'ai reçu à Græfenberg, m'a permis de recueillir l'histoire d'un grand nombre de faits non moins intéressants que les précédents : je les réserve, avec les détails complets, pour le travail ultérieur que je prépare.

Les succès obtenus par Priessnitz devaient nécessairement exciter la reconnaissance de ses clients : ils n'ont pas été ingrats; car, outre les honoraires, qui se sont élevés à des sommes considérables, évaluées, par des personnes bien informées, à plus d'un million, il a reçu, de personnages de la plus haute distinction, des cadeaux magnifiques, qui ornent son salon. Plusieurs malades ne se sont pas bornés à ces formes ordinaires de remercîments : ils ont voulu que des témoignages publics fissent connaître à leurs successeurs les bienfaits qu'ils ont retirés de leur séjour à Græfenberg, et dans ce but ils ont élevé des monuments qui attestent leur satisfaction et leur générosité. Ici, à mi-côte, sur la partie de la montagne qui fait face à Freywaldau, est un lion en fonte, de grandeur naturelle, supporté par un immense piédestal, également en fer, et sur lequel sont gravées en lettres d'or des inscriptions en l'honneur de Priessnitz. Plus loin est la

route carrossable qui mène de Freywaldau à Græfenberg; elle a été faite aux frais du prince de Nassau.
Vers le milieu de cette route s'élève une fontaine
monumentale, formée par une pyramide en granit,
au sommet de laquelle est une étoile en or, sym-
bole de l'avenir de l'hydrothérapie; sur l'entable-
ment, qui est en marbre, se trouve, en français,
une inscription en lettres d'or. C'est M. de Blarem-
berg, boyard de la Valachie, qui a voulu laisser ce
souvenir de sa reconnaissance. Plus haut, sur la
montagne et dans le bois, sont d'autres preuves
données par des malades heureux d'être débarrassés
de leurs maux. On a vu, sans aucun doute, des
médecins célèbres recevoir, pendant leur vie, des
distinctions honorables; mais je n'en connais pas
à qui leurs malades aient élevé spontanément, et à
leurs frais, des monuments coûteux. Certes, celui-
là n'est pas un homme vulgaire qui, n'ayant pour
appui ni l'éclat d'une position sociale élevée, ni la
séduction d'un savoir brillant, parvient à obtenir
les honneurs les plus recherchés.

A côté des succès éclatants que la vérité nous a
imposé le devoir de proclamer, il faut aussi noter
les insuccès et les revers : il y aurait lacune, si cette
partie de notre travail était omise ou négligée. Priessnitz, n'étant pas médecin, ne peut pas toujours discer-
ner avec exactitude, entre deux maladies ayant entre
elles de l'analogie, quelle est celle qui peut guérir et

celle qui résistera ou peut-être sera aggravée par le traitement hydriatique. C'est ainsi qu'il confond les battements de cœur nerveux avec les mouvements d'un cœur anévrismatique, que les urétrites simples ne sont pas différenciées de celles qui tiennent à un rétrécissement du canal de l'urètre, etc.; de là erreur, traitement nul ou résultat fâcheux. Mais l'expérience l'a rendu très-circonspect, et lorsqu'une personne se présente avec une maladie qui lui paraît en dehors des probabilités de guérison, il la repousse avec inflexibilité. Malgré cette prudence, Priessnitz éprouve aussi quelquefois des insuccès : ils tiennent, dans certains cas, à l'impatience des malades qui, fatigués des lenteurs du traitement, se retirent avant d'en avoir obtenu les bienfaits; d'autres fois ils sont la conséquence inévitable de l'épuisement de l'organisme. Mais ce sont là des exceptions rares, qui n'ébranlent en rien la confiance générale, raffermie chaque jour par des cures nouvelles.

Depuis 1829 jusqu'à ce moment, Priessnitz a perdu 12 malades : toutes les circonstances de la mort de ces personnes ne me sont pas connues; mais ce qui me frappe, c'est que la mortalité soit si faible parmi des individus atteints, presque tous, d'affections chroniques graves. Depuis l'origine de l'établissement, 8398 malades ont été traités à Græfenberg; en divisant ce nombre par douze, on trouve un mort sur 699 : on est loin d'être aussi heureux dans les conditions les plus favorables de la vie.

Après avoir recueilli tous les documents qui pouvaient m'éclairer sur les formes variées du traitement
hydriatique, sur les cas où elles conviennent, et
après avoir obtenu de Priessnitz tous les renseignements qu'il est en son pouvoir de donner, je quittai
Græfenberg pour me rendre à Breslau.

Je fus reçu dans cette ville avec beaucoup d'em-
pressement par les professeurs de l'université, au
nombre desquels se trouvent plusieurs hommes
éminents dans la science, notamment le célèbre
anatomiste Otto. Ils m'apprirent que la pratique de
presque tous les médecins de la ville avait été modifiée par les succès de l'hydrothérapie, et qu'aujourd'hui ils ne craignaient plus d'administrer l'eau
pure dans le traitement de plusieurs maladies. M. le
professeur Remer me dit qu'il avait fait disparaître,
chez son fils âgé de cinq ans, des retours fréquents
d'accès de croup, en lui lavant tout le corps à l'eau
froide, chaque jour matin et soir.

Je quittai la capitale de la Silésie pour me rendre
à Dresde. Depuis plusieurs années cette ville a accueilli favorablement l'hydrothérapie : on y a pris
l'habitude de se laver tout le corps à l'eau froide,
et, chaque matin, on voit un nombre assez considérable de personnes, plus ou moins souffrantes, se
rendre, à un quart de lieue de la ville, au grand
jardin du roi, pour y boire l'eau excellente qui
jaillit d'une petite fontaine.

Depuis trois ans il s'est formé, dans la capitale de la Saxe, une société d'hydrophiles, dont le but est de propager l'emploi de l'eau comme moyen hygiénique et médical : déjà Berlin, Zittau et Cassel, capitale de la Hesse, comptent des associations du même genre; elles correspondent entre elles et s'encouragent réciproquement à la propagation de l'œuvre qu'elles ont entreprise. Ces sociétés ont beaucoup d'analogie avec les sociétés de tempérance d'Angleterre et d'Amérique, mais elles en diffèrent en ce qu'elles ne se bornent pas à demander l'abandon des liqueurs fortes; elles veulent encore que l'eau soit acceptée comme le seul liquide qui puisse conserver la santé et la rétablir lorsqu'elle est dérangée.

Les médecins distingués de Dresde, notamment le célèbre docteur Carus et le savant professeur Choulant, regardent l'hydrothérapie comme un agent puissant, appelé à rendre de grands services à la médecine, lorsque l'enthousiasme aura fait place au savoir éclairé par une longue expérience.

L'entraînement des esprits a gagné plusieurs princes des petits États de la Saxe : non content d'adopter, pour eux et leur famille, l'hydrothérapie comme moyen hygiénique, ils ont voulu que leurs sujets pussent profiter des bienfaits qu'elle procure; c'est ainsi que le prince de Saxe-Gotha a donné son château d'Elgersburg pour y fonder un établisse-

ment hydrothérapique sous la direction du docteur
Piutti. Le prince de Saxe-Meiningen a consacré au
même usage son château de Liebenstein, et le prince
souverain de Reuss vient de créer un établissement
hydriatique, dont il a confié la direction au docteur
Frænkel.

Leipzig et Berlin ont aussi leur établissement hydrothérapique; enfin, il en existe trois sur les bords
du Rhin : mais entre tous il faut signaler celui de
Marienberg, près Boppart, à trois lieues de Coblence.
Cet établissement considérable appartient au docteur
Schmitz, qui le dirige avec une rare intelligence.
Il n'en est aucun qui puisse lui être comparé sous
le rapport des soins que les malades y reçoivent,
des agréments qu'ils y trouvent et de l'élégante pro-
preté qui règne partout. Cet établissement, comme
celui de Græfenberg, reçoit des malades de toutes
les parties du monde; il en est venu, cette année,
de Caracas, ville de l'Amérique du Sud. J'y ai trouvé
le docteur Mayo, l'une des célébrités médicales de
l'Angleterre. Le docteur Mayo est goutteux; depuis
plusieurs années ses articulations ont été successivement envahies par la maladie et rendues enfin tout
à fait immobiles. Lorsque le malade arriva à Marienberg, il ne pouvait fléchir aucun des doigts de la
main; les avant-bras étaient à demi contractés; il en
était de même des jambes; les tissus fibreux des
vertèbres du cou furent atteints à leur tour et les

mouvements de la tête devinrent impossibles; en un mot, le docteur Mayo ressemblait à cette statue égyptienne représentant Isis assise. Tous les remèdes connus avaient été employés sans succès; l'opium seul calmait un peu les douleurs; le malade prenait cent cinquante gouttes de laudanum par jour et il ne dormait pas, mais il en éprouvait une sorte d'engourdissement qui lui permettait de passer tranquillement la nuit. A mon arrivée à Marienberg le docteur Mayo s'y trouvait depuis quatre mois, et déjà un changement favorable s'était opéré dans sa situation : il ne prenait plus d'opium et il dormait; sa tête commençait à se mouvoir à droite et à gauche; il marchait, lentement il est vrai, mais sans appui; enfin il pouvait manger seul et écrire, et, pour me le prouver, il a bien voulu me tracer, de sa main, la longue histoire de toutes ses douleurs.

L'hydrothérapie a franchi depuis longtemps les frontières de l'Allemagne, et, à l'imitation de ce qui s'y passe, on a créé des établissements hydriatiques dans plusieurs pays étrangers : il en existe maintenant deux à Saint-Pétersbourg et un autre près de Riga; la Belgique en a quatre et l'Angleterre en compte trois, dont l'un, placé près de Londres, a été organisé sur une large échelle par de riches actionnaires. [1]

---

1 Voir la note première, page 51.

L'hydrothérapie a donné naissance à une foule d'ouvrages écrits, en grande partie, par des personnes étrangères à la médecine; ils sont presque tous empreints d'une exagération nuisible au succès de la cause qu'ils veulent défendre; il en est peu qui aient abordé le côté scientifique du sujet, et ce point laisse encore beaucoup à désirer. J'ai recueilli avec soin la bibliographie de tous les travaux publiés en Allemagne et dans d'autres pays.[1]

Deux journaux sont destinés à la propagation de la médecine hydriatique : l'un, publié périodiquement par le docteur Bürkner, paraît à Breslau depuis le 2 avril 1842. Le second est rédigé par le docteur Schmitz, de Marienberg; la publication, qui d'abord était périodique, a été remplacée, depuis cette année, par des livraisons irrégulières.

Enfin, un congrès composé de médecins et autres personnes vouées à la propagation de l'hydrothérapie, vient d'avoir lieu, le 14 de ce mois, à Alexandersbad, près Wunsiedel, en Bavière. Je ne connais pas encore les déterminations qui y ont été prises.[2]

Quoique ce rapport soit déjà bien long, et cependant très-incomplet, je crois de mon devoir d'ajouter les résultats de l'application de l'hydro-

1 Voir la deuxième note, page 84.
2 Voir la troisième note, page 84.

thérapie que j'ai faite à l'hôpital militaire de Strasbourg, immédiatement après mon retour d'Allemagne.

En reprenant mon service, le 9 novembre 1842,
j'y trouvai deux hommes atteints de fièvre typhoïde
au degré le plus violent; pour l'un d'eux la mort
paraissait imminente : il était froid, sans pouls, et
des vergetures bleuâtres et comme ecchymosées cou-
vraient tout le corps. Il se nommait B***, soldat
au 10.ᵉ régiment d'artillerie; il était entré à l'hôpital, le 18 octobre 1842, pour une entorse grave à
l'articulation du pied gauche.

Le second, nommé G***, soldat au 69.ᵉ régiment de ligne, avait été envoyé à l'hôpital, le 3 octobre 1842, pour un rhumatisme aigu qui avait
envahi successivement toutes les articulations des
membres supérieurs et inférieurs. Il était convalescent
lorsqu'il fut pris d'une diarrhée qu'il cacha; mais
le 4 novembre les accidents devinrent très-graves;
le délire s'empara du malade et tous les signes de
la fièvre typhoïde éclatèrent avec force. Lorsque je
le vis, le délire persistait, le ventre était très-ballonné,
les selles involontaires, et le pouls avait une telle
fréquence qu'il ressemblait à une corde frémissante
dont il est impossible de compter les vibrations.

La situation de ces deux hommes fut constatée
par l'un des professeurs de l'hôpital et par MM. les
aides-majors; elle parut tellement grave qu'il n'y

avait pas de probabilité de leur conserver l'existence en employant les moyens ordinaires de la médecine. Malgré cet état désespéré, je ne reculai pas devant la pensée d'employer immédiatement l'hydrothérapie; je ne me dissimulai point les inconvénients d'un insuccès au début de l'emploi d'un moyen curatif nouveau pour la France, mais des considérations aussi étroites ne pouvaient pas l'emporter sur un devoir de conscience; je me mis à l'œuvre.

B***, dont l'existence ne se révélait que par un bruissement à la région du cœur, ressemblait si complétement à un cadavre, que plusieurs élèves crurent qu'il était réellement mort. Cependant deux heures après le commencement du traitement, tout le tronc était réchauffé; l'après-midi les cuisses et les bras l'étaient aussi, le pouls reparut au poignet, ce qui fut encore constaté par de nombreux témoins. Malgré nos soins, les mains, les jambes et les pieds restèrent froids comme la glace; la bouche était opiniâtrement fermée et le malade repoussait avec une sorte d'horreur la boisson qu'on voulait y introduire. Cet état se maintint pendant deux jours, mais le pouls faiblit et disparut enfin de nouveau, le malade succomba. L'autopsie nous présenta des désordres organiques qui nous démontrèrent l'impuissance de toutes les ressources dont l'homme dispose.

G*** fut plus heureux; les accidents typhoïdes

cédèrent avec une rapidité presque incroyable; à la
fin du cinquième jour de son traitement il était en
convalescence, et ce jour il mangea de la panade
et un œuf frais avec du pain. Ce succès fut si écla-
tant qu'il surprit tous les élèves et la plupart des
professeurs.

Le 10 novembre, après midi, entrait à l'hôpital
le soldat D***, du 75.° régiment de ligne; il avait
une angine pharyngienne qui empêchait la déglutition des liquides et occasionnait la fièvre. Le traitement fut immédiatement employé; le lendemain
matin le malade n'avait plus de fièvre, il avalait
avec facilité, ce qui fut constaté par l'un des professeurs de l'établissement. Ce malade est sorti de
l'hôpital le 17 novembre.

P***, Jean, âgé de 21 ans, soldat au 9.° régiment d'artillerie, fut envoyé à l'hôpital le 11 novembre pour une angine tonsillaire considérable
du côté gauche; la fièvre était forte, la déglutition
impossible et la parole très-gênée : les parties malades étaient si gonflées que je crus un instant à
l'existence d'un abcès.

Le lendemain du traitement la fièvre avait disparu,
l'amygdale était réduite au quart de son volume; le
malade parlait et buvait avec facilité; il avala son
gobelet de tisane d'un seul trait. Il sortit de l'hôpital
peu de jours après.

J***, Simon, âgé de 25 ans, soldat au 69.° de

ligne; avait été envoyé à la salle des vénériens le
18 septembre 1842; il y contracta une diarrhée,
qu'il cacha, afin de n'être pas mis à la diète. Comme
il s'affaiblissait considérablement à l'hôpital et que
le médecin traitant pensait que l'air qu'on y respire
lui était défavorable, il le fit sortir pour le renvoyer
au quartier. Cet homme, dont la constitution est
d'ailleurs très-mauvaise, profita de sa liberté pour
prendre du vin; il en acheta deux litres, qu'il fit
chauffer et qu'il but en deux jours; il espérait se
débarrasser ainsi du mal qui l'épuisait. L'effet contraire eut lieu, et J*** fut renvoyé à l'hôpital huit
jours après en être sorti; il fut mis dans mon service
pour une éruption papuleuse qu'il porte sur le dos
et les épaules. Le 11 novembre, jour de son entrée
à l'hôpital, J*** était dans l'état suivant: face blême,
membres très-amaigris, peau sèche, farineuse, semblable à un vieux parchemin; soif vive, qu'il peut
à peine satisfaire, car, chaque fois qu'il boit, il
éprouve des coliques et le besoin d'aller à la garde-
robe; selles involontaires excessivement fétides; ses
membres inférieurs sont couverts d'excréments qui
ont glissé jusque dans ses souliers. — Huit jours de
traitement ont fait disparaître la diarrhée, et permettent à cet homme de manger, matin et soir, le riz
au lait, le quart de pain et une omelette:[1]

---

1. Voir la quatrième note, page 85.

A***, Joseph, âgé de 25 ans, est un soldat infirmier, qui contracta la diarrhée en donnant des soins à J***, dont les excréments avaient une fétidité pestilentielle. Le mardi 15 novembre, il éprouva une soif vive, de la fièvre, le ventre était dur et les coliques très-aiguës; il alla quatre fois à la selle dans la nuit : le mercredi et le jeudi les symptômes s'aggravèrent; la tête était douloureuse, la soif très-vive, envies de vomir, les coliques se répétèrent fréquemment, et le malade alla à la selle plus de quarante fois en deux jours. Le vendredi, 17 novembre, le malade fut soumis au traitement hydriatique; le soir même la soif et les coliques avaient disparu; le lendemain matin il n'y avait plus de fièvre, plus d'envie de vomir, le malade n'avait eu qu'une selle dans la nuit. Le 19 il était convalescent, et il mangeait le riz au lait matin et soir.

M. D***, chirurgien sous-aide, portait depuis deux jours une fluxion à la joue gauche; elle était extrêmement douloureuse et lui avait enlevé le sommeil pendant toute la nuit; des excoriations formées au palais rendaient aussi cette partie très-sensible. Le mal continua pendant toute la journée du 18 novembre : craignant le retour d'une nuit sans sommeil, il me consulta sur l'emploi des moyens hydrothérapiques; ils furent appliqués à cinq heures et demie du soir; une demi-heure après les douleurs commencèrent à faiblir; la nuit fut excellente, le sommeil complet, et le lendemain matin les excoriations de la bouche étaient guéries; la fluxion avait presque totalement disparu.

Si je résume par la pensée les faits que j'ai recueillis et ceux que ma courte expérience m'a fournis, je suis amené à conclure :

1.° Que l'hydrothérapie ne peut pas être présentée, ainsi que l'ont prétendu quelques enthousiastes, comme un remède universel; qu'il y a des maladies où elle est inutile et même nuisible;

2.° Que l'hydrothérapie exerce sur l'hygiène publique en Allemagne une influence incontestable;

3.° Que les guérisons nombreuses et durables opérées sur une foule d'hommes intelligents et impartiaux, recommandent sérieusement ce moyen à l'attention publique;

4.° Qu'il est désirable, dans l'intérêt de l'humanité et du progrès des sciences médicales, que la démonstration publique des formes et des ressources de l'hydrothérapie puisse être faite à Paris, en présence de médecins habiles.

NOTES.

Note première. Aux différents pays cités il faut maintenant ajouter la France, contrée dont nous allons exposer la situation sous le rapport hydrothérapique.

Il y existe aujourd'hui (25 février 1844) quatre établissements. Le premier a été fondé par le docteur Baldou, aux Thernes, banlieue de Paris, près la barrière du Roule.

Le second est à Pont-à-Mousson, petite ville du département de la Meurthe. On pourrait même dire qu'il s'y trouve deux établissements rivaux; l'un dirigé par M. de Bonnard, l'autre par MM. Geoffroy et Bachelier.

Le troisième a été fondé, en 1843, à Auteuil près Paris; il est dirigé par le docteur Robert-Latour.

Le quatrième vient d'être placé aux Châlets-Saint-Nérée, dans la vallée de Barousse, entre Saint-Bertrand-de-Comminges et Bagnères-de-Luchon (Hautes-Pyrénées).

Cet établissement, fondé sur la proposition de M. le docteur Fontan, est dirigé par M. Boubée, commanditaire d'une société formée de médecins de Toulouse et des principales villes du midi.

Cette société, dont le capital social est fixé à

100,000 francs, exploite aussi les eaux minérales des Châlets-Saint-Nérée.

Il est très-regrettable que ces établissements ne soient pas tous dans des conditions également propres à favoriser l'action du traitement hydrothérapique. Les trois premiers, situés dans la plaine, sont privés d'eau de source; il leur manque aussi cet air pur et léger des montagnes qui active les fonctions respiratoires et assimilatrices. N'oublions pas, en outre, qu'il faut un terrain accidenté pour les promenades, et qu'il convient de rechercher, autant que possible, les vues agréables et imposantes qui excitent l'imagination, parlent à l'âme, et détournent l'esprit des préoccupations fâcheuses que font naître et qu'entretiennent souvent les affaires d'intérêt ou de famille.

Jusqu'à ce jour l'établissement des Châlets-Saint-Nérée présente seul, en France, ces heureuses conditions de salubrité et de succès.

Espérons que bientôt on comprendra que c'est dans les Vosges, au pied des Alpes, dans l'Auvergne ou autres lieux montueux, et non pas à la porte des villes, qu'il faut fonder des établissements hydrothérapiques.

Je sais qu'on peut m'objecter les guérisons obtenues dans les établissements que j'ai cités; mais je suis convaincu qu'elles auraient été plus nombreuses et plus promptes, si l'on eût fait concourir simultanément tous les moyens hygiéniques qui constituent la méthode hydrothérapique.

Je ne veux pas affaiblir le mérite des efforts tentés en France, mais je ne puis me dissimuler que les établissements qui y existent, sont loin de pouvoir rivaliser avec quelques-uns de ceux de l'Allemagne et de la Suisse. Il faut les avoir vus pour comprendre la distance qui nous en sépare. Le bel établissement de Marienberg, près Boppart sur le Rhin, dirigé par le docteur Schmitz, a coûté plus de trois cent mille francs, et celui d'Albisbrunn, près Zurich, dirigé par le docteur Brunner, en a exigé plus de deux cent mille.

Voyons maintenant ce qui s'est passé dans les hôpitaux.

C'est à l'hôpital Saint-Louis, à Paris, que le traitement hydriatique a été introduit pour la première fois, par le docteur Wertheim, au commencement de l'année 1841. M. le docteur Gibert, médecin de l'hôpital, lui confia plusieurs malades. Un peu plus tard M. Devergie, ayant repris le service, continua les expérimentations commencées. Ce professeur distingué a fait connaître les résultats obtenus dans un rapport adressé au conseil général des hospices.

Nous allons extraire textuellement de ce travail tous les faits pratiques qui s'y trouvent contenus.[1]

---

1 Voy. Gazette médic. de Paris, 8 avr. 1843, p. 219 et suiv.

« Onze malades ont été soumis à cette médication ;
« neuf étaient atteints de maladies de peau de même
« forme, et deux de rhumatisme chronique.

« Nous avons dû expérimenter cette méthode sur
« le même genre d'affections, attendu la nécessité de
« comparer ses résultats sur des variétés différentes
« de cette maladie, soit sous le rapport de son an-
« cienneté, soit sous celui des causes diverses qui
« avaient pu la produire.

« Tous les malades appartenaient à la classe des
« affections que l'on appelle *squammeuses*. Elles
« comprenaient des variétés de *psoriasis* et de *lèpre*.

« Sur ces neuf malades, l'affection était récente
« dans trois cas, et ancienne dans les six autres.

« Les affections squammeuses de date ancienne
« remontaient, une à onze ans, deux à dix ans, une
« à cinq ans et demi, et une à deux ans ; c'est assez
« dire que tous ces malades avaient été soumis à de
« nombreux traitements de diverse nature, soit pour
« combattre la maladie récidivée à plusieurs reprises,
« soit pour faire disparaître la gale et les formes va-
« riées de maladies vénériennes, que ces individus
« contractent le plus souvent. Je dois ajouter, que
« plusieurs d'entre eux avaient été soumis à nos soins
« à l'hôpital avant d'entreprendre le traitement hy-
« drothérapique, que leur affection avait été modifiée
« ou guérie, mais qu'elle avait reparu peu de temps
« après.

« Chez quelques-uns la santé générale avait subi « quelque atteinte, soit de la part des médications « actives qui avaient été mises en usage, soit par le « séjour prolongé à l'hôpital.

« Les autres malades ont, au contraire, été mis au « traitement hydrothérapique dès leur entrée à l'hos-« pice, afin qu'on n'eût pas à attribuer un insuccès « aux médications antérieures à l'usage de cette thé-« rapeutique. Ainsi j'ai soumis à cette méthode les « formes les plus invétérées comme les formes les « plus récentes des affections squammeuses ; j'ai fait « porter les essais sur des malades qui avaient été « soumis aux médications variées que l'on emploie « ordinairement pour combattre ces affections, comme « aussi sur des malades vierges de tout traitement.

« Quant aux résultats obtenus, ils peuvent être « rattachés à deux points à la fois importants : 1.° la « santé générale des malades en traitement ; 2.° la « maladie dont ils étaient atteints.

« La santé générale d'un seul malade a paru in-« fluencée d'une manière fâcheuse, sans que la ma-« ladie de la peau ait été amendée. Au bout de trois « mois d'essais j'ai dû faire cesser l'hydrothérapie, et « j'ai été assez heureux pour guérir ce malade après « un repos et un régime fortifiant de six semaines « de durée et l'usage du goudron à l'extérieur. Ce « malade est sorti, en état parfait de santé, au mois « de mars dernier ; la maladie datait de cinq ans et «demi (Bissaun, 38 ans, entré en juillet 1841).

« A l'exception de ce malade, ou il n'est survenu
« chez les autres individus qu'une légère diarrhée de
« peu de durée, ou, au contraire, la santé générale
« a été très-notablement améliorée, ils ont pour la
« plupart repris de l'embonpoint, un appétit excel-
« lent, et même chez l'un deux, qui était resté six
« mois dans un autre service de l'hôpital, qui était
« entré dans le mien et y avait passé sept mois, dont
« la santé générale s'était notablement affaiblie, chez
« lequel, enfin, il s'était développé une ophthalmie
« scrofuleuse rebelle, l'influence de l'hydrothérapie
« a été fort remarquable en ce sens, qu'elle a amené
« le rétablissement complet de la santé.

« Nous citerons encore l'exemple d'un enfant de
« treize ans, très-débile, chez lequel il se développa
« des accidents inflammatoires avec angine, peu de
« temps après son entrée à l'hôpital, et dont la con-
« valescence se faisait avec peine. Il fut mis à l'hy-
« drothérapie, et sortit de l'hôpital six semaines après
« dans un état parfait de santé.

« Ainsi, loin de regarder cette méthode comme
« perturbatrice de la santé générale, nous sommes
« porté à la considérer comme propre dans certains
« cas à opérer des modifications fort avantageuses
« sous ce rapport.

« Quant aux résultats obtenus eu égard à la ma-
« ladie de la peau en elle-même, nous déclarons

« d'abord que l'hydrothérapie ne l'a jamais aggravée :
« ensuite, que trois malades seulement sont sortis
« guéris sous l'influence seule de cette médication ;
« encore y a-t-il eu récidive chez l'un d'eux trois
« semaines après ; c'était un des malades dont l'affec-
« tion n'avait pas encore été traitée à l'hôpital : cette
« affection datait de dix ans. Un enfant fut complé-
« tement guéri en sept semaines. Un autre en quatre
« mois et demi.

« Chez les autres malades j'ai dû faire suspendre
« l'hydrothérapie : ou elle n'opérait pas d'effet avan-
« tageux, ou elle modifiait la maladie sans la guérir.
« Néanmoins cette modification sans guérison nous
« a paru heureuse ; car dans la plupart des cas j'ai
« pu opérer la guérison de l'affection à l'aide de
« moyens que je considère comme ayant dû être
« sans résultats avant l'emploi de la méthode hydro-
« thérapique.

« Quant aux deux malades affectés de rhumatis-
« mes chroniques, ils sont sortis de l'hôpital avec
« une amélioration très-notable dans leur position.

« Je ne terminerai pas ces données générales sans
« rappeler que la méthode hydrothérapique ne pro-
« duit ses effets qu'après un laps de temps souvent
« très-long ; qu'ainsi plusieurs de nos malades ont
« été traités pendant sept à huit mois, et que dans
« l'intérêt des malades comme dans celui de l'ad-
« ministration, elle ne doit être employée en général

«que là où il y a insuccès par d'autres moyens cu-
«ratifs.

«En résumé :

«La méthode hydrothérapique ne me paraît pas
«capable d'influencer la santé générale d'une manière
«fâcheuse. Elle peut souvent l'améliorer très-nota-
«blement.

«Appliquée au traitement des affections squam-
«meuses de la peau, elle compte quelque succès,
«et lorsqu'elle ne fait pas disparaître la maladie, elle
«peut, dans certaines circonstances, modifier heu-
«reusement la peau.

«Les guérisons qu'elle opère, auront-elles de la
«durée? C'est une question que l'expérience seule
«peut résoudre.

«L'hydrothérapie doit être considérée comme une
«médication de plus, comme une ressource nou-
«velle à employer dans le traitement des maladies
«cutanées, et nous désirons que, l'oin d'arrêter les
«essais qui ont été entrepris, l'administration veuille
«bien les encourager, et étendre même les moyens
«qui ont déjà été mis à cet effet à la disposition des
«médecins de l'hôpital.» [1]

Quoique le rapport du docteur Devergie ne ren-

---

1 Ces désirs ont été satisfaits; le conseil général des hôpitaux de Paris a autorisé la construction des machines nécessaires à l'application des moyens hydrothérapiques.

ferme pas un éloge emphatique de l'hydrothérapie, il faut cependant constater qu'il reconnaît qu'elle exerce, généralement, une heureuse influence sur la santé, et qu'elle est une ressource nouvelle pour combattre les maladies cutanées.

L'opinion favorable d'un homme aussi distingué que l'est M. Devergie, doit être d'un grand poids aux yeux des médecins instruits, surtout si l'on considère que l'application de la méthode hydrothérapique a été faite dans les conditions les plus défavorables, et qu'elle se trouvait dirigée contre un genre d'affections extrêmement rebelle à toutes les méthodes thérapeutiques adoptées en médecine.

Déjà nous l'avons dit : « L'hydrothérapie guérit difficilement les dartres, et lors même qu'elle réussit, elle n'en empêche pas toujours le retour. [1] » Malgré cela, « l'hydrothérapie pourra être très-utile en préparant l'organisme à subir l'action des médicaments. [2] »

Si les résultats obtenus par l'hydrothérapie, dirigée contre les affections de la peau, ont imposé à M. Devergie une sage réserve dans la manifestation de son opinion, ceux qu'en a retirés M. le professeur Bonnet, chirurgien en chef du grand Hôtel-Dieu de Lyon, l'ont conduit à une approbation plus complète.

---

1 V. De l'eau sous le rapport hygién. et médic.; p. 344.
2 Ouvrage cité, p. 337.

Cet habile et savant praticien, après avoir fait usage de la méthode hydrothérapique contre des maladies diverses, et en avoir obtenu des effets très-salutaires, la considère comme une des ressources les plus puissantes de la médecine actuelle.

Voici comment il s'exprime dans le compte rendu de ses travaux pendant la durée de ses services comme chirurgien en chef de l'Hôtel-Dieu de Lyon.

« Je préfère laisser ma tâche incomplète sous ce « rapport, et terminer en consacrant quelques lignes « à une méthode de traitement encore peu connue, « digne cependant de l'être, et qui modifie puissam- « ment l'économie tout entière : je veux parler *des* « *bains froids précédés de sueurs*, et employés sui- « vant les procédés hydro-thérapeutiques. Sous l'in- « fluence de ces bains, une vive réaction s'établit à « la peau, des transpirations supprimées se rétablis- « sent, le corps devient moins sensible au froid, et « la chaleur se répartit uniformément à sa périphérie. « Ce ne sont pas des sécrétions artificielles qu'ils dé- « terminent à l'extérieur, comme le font les moxas « ou les cautères, ce sont les fonctions naturelles de « la peau qu'ils tendent à ramener à leur état nor- « mal ; ce n'est point par le contact des corps chauds « qu'ils réveillent la chaleur éteinte (les effets de ce « contact sont presque aussi passagers que le contact « lui-même) ; c'est en rendant plus actifs les foyers « de la calorification, et en développant les forces

« mêmes de la vie. Sous ces divers rapports, les
« bains hydro-thérapeutiques sont justifiés par la plus
« saine physiologie, et ils n'exigent, pour produire
« leurs effets, que ces constitutions vigoureuses qui,
« semblables aux feux qu'alimentent des corps durs,
« s'animent au lieu de s'éteindre sous un souffle im-
« pétueux.

« Si quelque chose tend à prouver que ces bains
« sont puissants par eux-mêmes, et indépendamment
« des conditions hygiéniques au milieu desquelles
« on les emploie, c'est le succès que nous en avons
« retiré dans l'hôpital même. Pour les malades qui
« s'y trouvent depuis longtemps, rien n'est changé
« dans les conditions hygiéniques, lorsque l'on com-
« mence les bains froids. L'air, la nourriture, l'exer-
« cice sont les mêmes pendant la durée du traitement
« qu'avant qu'on l'ait entrepris; et cependant la santé
« se modifie, des douleurs rhumatismales, des oph-
« thalmies, depuis longtemps rebelles à tous les au-
« tres moyens, guérissent avec rapidité. Évidemment,
« c'est aux bains froids qu'il faut attribuer ces résul-
« tats remarquables.

« Les maladies dans lesquelles ces moyens produi-
« sent les guérisons les plus complètes sont : les
« rhumatismes chroniques avec ou sans hydarthro-
« ses, et les engorgements chroniques de la matrice.
« Pour que ces guérisons soient obtenues, il faut que
« les sujets soient jeunes, bien constitués, et il est

« utile que leurs maladies aient été produites par des
« refroidissements, et que les douleurs qu'ils éprou-
« vent s'accompagnent d'un sentiment de froid à la
« peau.

« Si les malades sont d'une faible constitution, et
« qu'ils soient disposés aux abcès, l'hydrothérapie est
« en général impuissante. Dans aucun des cas où je
« l'ai employée, elle n'a été funeste; et je ne doute
« pas que les préventions qui se sont élevées contre
« elle, ne tendent à disparaître, et que son usage ne
« devienne chaque jour plus étendu.

« L'étude des traitements généraux, parmi lesquels
« l'hydrothérapie tient une place, me paraît digne de
« toute l'attention des médecins. C'est le perfection-
« nement de cette partie de la thérapeutique, qui
« me paraît surtout devoir appeler les recherches à
« venir. C'est à son étude que je me propose surtout
« de consacrer le temps que je ne cesserai de donner
« à la science. Depuis plusieurs années j'ai travaillé
« dans cette direction, et si tous les mémoires
« que j'ai publiés jusqu'à présent, appartiennent à
« un autre ordre d'idées, plus hardi dans l'ouvrage
« étendu que je publierai dans quelques mois sur les
« maladies des articulations, j'aborderai les hautes
« et difficiles questions dont je cherche à démontrer
« ici l'importance. » [1]

---

[1] Pages 48 et suivantes du Compte rendu du service chi-

Voici maintenant ce qui s'est passé à l'hôpital militaire d'instruction de Strasbourg.

Depuis le mois de novembre 1842, j'ai fait un
fréquent usage de la méthode hydrothérapique, et
les résultats satisfaisants que j'en ai retirés, me permettent de déclarer que ce moyen thérapeutique, ha-
bilement dirigé, est aujourd'hui l'une des ressources
les plus puissantes de la médecine. C'est surtout aux
maladies aiguës que j'ai appliqué l'hydrothérapie; les
succès ont dépassé mes espérances. Je n'hésite point
à affirmer qu'il n'existe aucun remède qui puisse
lui être comparé dans le traitement du rhumatisme
aigu, musculaire ou fibreux, du lombago, des
phlegmons des membres, des urétrites aiguës, des
angines et, très-probablement, des fièvres typhoïdes.
Si je m'exprime avec réserve sur ce dernier genre
de maladie, c'est que les faits que je possède, et que
je dois à mon expérience personnelle, ne sont pas
assez nombreux pour me permettre une affirmation
absolue, toutefois ils ont à mes yeux une grande
valeur.

Monsieur le Ministre de la guerre qui, sur l'avis
de messieurs les membres du conseil de santé des

rurgical de l'Hôtel-Dieu de Lyon, pendant les années 1838,
1839, 1840, 1841, 1842 et 1843; lu en séance publique
de l'administration des hôpitaux civils, le 30 septembre 1843.
Par A. Bonnet, à la fin de son exercice comme chirurgien
en chef. Lyon, 1844; in-8.°

armées, n'avait point accueilli la dernière conclusion de mon rapport, a récemment donné, à M. l'inspecteur Bégin, la mission spéciale d'examiner la question de l'hydrothérapie.

J'avais reçu cette nouvelle avec joie, convaincu qu'un homme aussi éclairé que l'est celui dont le Ministre avait fait choix, voudrait, avant de former son opinion, étudier le sujet sous toutes les faces. Je lui ai offert immédiatement toutes les preuves qui justifient mes croyances et démontrent, à mes yeux, l'importance de l'hydrothérapie. Je lui ai présenté des exemples de guérisons de maladies fort diverses, j'ai fait venir des personnes guéries et qu'il a interrogées; j'ai exposé dans trois leçons, auxquelles il m'a fait l'honneur d'assister, des idées théoriques qui s'appuient sur les lois physiques, chimiques et physiologiques, adoptées par les hommes les plus avancés dans les sciences, il ne me restait plus qu'une démonstration à faire, c'était d'agir sous ses yeux et de prouver, par des résultats comparatifs, l'avantage de l'hydrothérapie sur les autres méthodes, dans un certain nombre de maladies où l'élément inflammatoire domine.

Par une circonstance fâcheuse mon service ne comptait alors (9 décembre 1843) qu'un petit nombre de malades dont les affections n'avaient aucune gravité.

J'ai prié, pressé, sollicité monsieur l'inspecteur

de me mettre en situation, en prenant des malades dans d'autres services, de lui fournir tous les éléments indispensables pour arriver à un résultat sérieux et concluant.

Des motifs que je respecte, mais qui n'ont pas à mes yeux la même valeur qu'aux siens, ne lui ont pas permis d'accepter ma proposition.

Il est vivement à regretter pour l'avenir de l'hydrothérapie, et pour les malades eux-mêmes, que cette intéressante mission n'ait pas eu la suite et l'étendue suffisantes pour éclairer complétement M. le Ministre de la guerre. La question reste donc à reprendre et à étudier de nouveau, car il ne paraîtra pas douteux, aux hommes de conscience, que M. l'inspecteur, manquant des preuves nécessaires pour établir un jugement, ne se soit abstenu de se prononcer définitivement.

Ce n'est pas seulement à Strasbourg que l'hydrothérapie a pénétré; des praticiens fort distingués en font maintenant des applications sur des malades de leur clientelle; les lettres nombreuses, que je reçois de différentes villes de la France, me signalent le mouvement des esprits et les progrès de la méthode hydrothérapique.

Quelle que soit la réserve qu'on doive mettre à parler de soi, je suis cependant conduit à constater que ce mouvement ne s'est opéré que depuis la publication de mon ouvrage (*De l'eau, sous le rap-*

port hygiénique et médical). C'est qu'en effet, auparavant, l'hydrothérapie n'était considérée que comme un moyen empirique, bizarre et dangereux. Je suis parvenu, par l'étude et la réflexion, à démontrer que la méthode se trouve justifiée, comme le dit M. Bonnet, par *la plus saine physiologie*. Depuis ce moment la répugnance des médecins s'est affaiblie et la presse médicale n'a plus hésité à s'occuper de cette question. Il suffit de citer les journaux pour constater cet important résultat.

Journaux de médecine de Paris et de la province.

Revue médicale française et étrangère;   janv. 1843, p. 120.
Idem .... juill. 1843, p. 473.
L'Expérience, journal de médecine et
              de chirurgie;   mars 1843, p. 197.
Idem .... avril 1843, p. 213.
Idem .... juill. 1843, p. 49.
Idem .... févr. 1844, p. 65.
Archives générales de médecine....... nov. 1843, p. 315.
Idem .... déc. 1843, p. 434.
Gazette médicale de Paris;......... 6 mai 1843, p. 278.
Idem .... 13 mai 1843, p. 293.
Idem .... 20 mai 1843, p. 309.
Idem .... 3 juin 1843, p. 342.
Annales de thérapeutique médicale et
     chirurgicale................ oct. 1843, p. 272.
Journal des découvertes et des travaux
     pratiques importants;   mai 1843, p. 137.
Idem .... juill. 1843, p. 201.

Journal des découvertes et des travaux pratiques importants;	oct. 1843, p. 297.	
Idem......................	déc. 1843, p. 388.	
Encyclographie médicale...........	avril 1843.	
Répertoire du progrès médical.......	mai 1843.	
Idem	août 1843, p. 223.	
Journal de médec. et de chirurg. prat.;	avril 1843, p. 147.	
Idem......................	août 1843, p. 381.	
Journal des connaissances médico-chirurgicales................	janv. 1844, p. 19.	
Bulletin général de thérapeutique médicale et chirurgicale........	mars 1843.	
Journal de médecine de Bordeaux...	oct. 1843, p. 637.	
Journal de la société de médecine pratique de Montpellier;	oct. 1843, p. 471.	
Idem	déc. 1843, p. 150.	

Si, maintenant, l'on consulte tous ces journaux, on constatera ce fait bien digne d'attention au milieu de nos dissentiments scientifiques, c'est que pas un seul ne s'est prononcé contre la méthode hydrothérapique. Sans doute, tous ne l'ont pas louée de la même manière, tous n'ont pas également adressé des éloges à l'ouvrage qui, pour la première fois, la plaçait sous la sauve-garde de la science; mais aucun d'eux n'a traité l'hydrothérapie ou cet ouvrage avec légèreté ou dédain. C'est assurément un grand succès à une époque où l'incrédulité et la méfiance s'expliquent par de nombreuses et récentes déceptions.

Parmi les critiques bienveillantes adressées à mon ouvrage, il en est une fort juste, à laquelle je désire répondre autant que les faits actuels de la science le permettent.

On a dit : Il ne suffit pas d'affirmer que l'hydro-thérapie est une excellente méthode de traitement, préférable à beaucoup d'autres ; il faut le démontrer par des chiffres et des résultats comparatifs, basés sur des cas de maladies bien déterminés.

Cette remarque est fort exacte, cependant elle n'est pas d'une valeur tellement absolue, qu'on ne puisse lui adresser une objection. En effet, dans les sciences, lorsqu'un principe est bien établi, il n'est pas néces-saire que des faits nouveaux viennent chaque jour en démontrer la justesse, et si des incrédules ou des esprits faux prétendaient en arrêter la marche sous le prétexte que la démonstration n'est pas complète à leurs yeux, on les plaindrait et l'on passerait outre.

On pourrait, pour certains cas, agir de même en médecine. N'est-il pas vrai, n'est-il pas définitivement constaté que les réfrigérants, convenablement appli-qués, calment l'inflammation ; qu'une boisson pure, que l'air, le mouvement, une alimentation saine, sont des conditions de santé et de force ? Puisqu'il en est ainsi, on doit comprendre, *à priori*, que l'ensemble de ces moyens doit être favorable à l'homme, et que, conséquemment l'hydrothérapie, considérée comme méthode hygiénique et médicale, ne saurait être une mauvaise chose.

Mais ces généralités, quelque justes qu'elles

soient, peuvent ne pas paraître rigoureuses à tous les esprits; il faut donc recourir aux chiffres.

Rien n'est plus difficile, ainsi que chacun le sait, que de bien établir une statistique médicale. On peut sans cesse objecter que les malades n'étaient pas dans des conditions identiques, que certaines affections n'étaient pas bien caractérisées, etc. Il n'est possible de diminuer ces difficultés réelles et ces chances d'erreur qu'en opérant sur des masses; alors les différences individuelles s'affaiblissent, disparaissent peut-être et l'on obtient une moyenne qui doit approcher de très-près de la vérité.

Je me suis arrêté tout d'abord à l'idée de comparer les résultats obtenus par les eaux minérales avec ceux produits par l'eau froide employée hydrothérapiquement. En effet, les maux qui font rechercher ces moyens de guérison sont à peu près de même nature, et les deux extrêmes de la vie, c'est-à-dire, l'enfance et la vieillesse, y ont rarement recours. Il ne s'agissait plus que de rassembler ces statistiques, de les comparer et d'en tirer des conséquences; mais ces documents sont rares; j'ai beaucoup cherché [1], et

---

1 J'ai consulté : Recherches sur les propriétés, etc., des eaux de Luxeuil, par V. Revillout. — Traité sur les eaux thermales de Wiesbade, par Peez. — Notice sur Bourbonne et ses eaux thermales, par Le Molt. — Du mode d'action des eaux minéro-thermales de Plombières, par Turck. — Des eaux

ce n'est qu'avec peine que j'ai pu réunir un petit nombre de faits ; circonstance fâcheuse qui ne me permettra pas de donner à ce travail toute l'importance qu'il devrait avoir.

La statistique la plus complète que j'aie trouvée est donnée dans l'ouvrage de mon ami le docteur Ballard (*Essai sur les eaux thermales de Barège; Paris*, 1834). Le nombre des malades traités par ce médecin s'élève, dit-il, à plus de 1500 ; ils ne figurent pas tous dans la statistique qui va être présentée, parce que les chiffres exacts manquent : cette omission se remarque surtout à l'égard des maladies chroniques pour lesquelles les eaux de Barèges n'ont produit qu'un effet généralement peu favorable.

Les autres chiffres sont extraits de différentes parties de l'ouvrage, et j'en ai dressé le tableau suivant.[1]

---

minérales de Rippoldsau, par le docteur Sauerbeck. — Notice sur les eaux de Contrexéville, par Mamelet. — Ems et ses eaux minérales, par Thilenius. — Bulletin des eaux d'Aix en Savoie, par Despine, fils. — Niederbronn et ses eaux minérales, par J. Kuhn, etc.

[1] Voy. pages 177, 181, 187, 190, 192, 194, 197, etc.

Eaux thermales de Barèges.

DÉSIGNATION DES MALADIES.	Nombre.	Guéris.	Améliorés.	Sans effets.	Aggravés.	Observations.
Dartres squammeuses.. com-prenant {dart. furfuracée. lèpre. dart. lychénoïde icthyose.	250	126	85	33	6	
Dartres pustuleuses ... com-prenant {impétigo ou dartre crustacée mentagre.	79	39	30	6	4	
Dartres papuleuses.... com-prenant {lichen simple. lichen agrius. prurigo.	nombre indéterminé.				=	Aggravation chez presque tous les malades.
Syphilides {pustuleuse. tuberculeuse. squammeuse.}	22	5	6	11	=	
Rhumatismes fibreux et musculaires.	299	125	136	35	3	
Lumbago ou rhumatisme lombaire...........	65	17	40	6	2	
Goutte	11	=	4	6	1	
Rétractions musculaires à la suite de lésions ten-dineuses et nerveuses.	7	=	1	5	1	
Atrophies-formications, tremblements à la suite de rhumatismes.....	27	7	16	4	=	
Tumeurs blanches	21	4	10	6	1	
Luxations spontanées..	17	5	8	4	=	
Scrofules..........	25	10	12	=	3	Deux sont morts.
Gastrites chroniques ..	10	1	2	6	1	
Gastralgies	10	3	5	2	=	
Engorgements des vis-cères abdominaux, obs-truction de la rate, du foie, du mésentère, du pancréas.........	12	2	3	=	7	
Totaux.....	855	344	358	124	29	
Sur.....	100	40,23	41,87	14,50	3,40	

Nous allons faire suivre ce tableau de celui que vient de publier M. le docteur Regnault (voy. *Eaux thermales de Bourbon-l'Archambault, et de leurs effets dans le traitement des militaires admis à l'hospice en 1843, par R., médecin inspecteur*).

Eaux thermales de Bourbon-l'Archambault.

Classe.	GENRES DE MALADIES.	Nombre.	Traités sans succès.	Soulagés.	Guéris prochainement.	Guéris.	Observations.
FIÉVREUX.	Douleurs rhumatismal.	15	=	=	7	8	
	Névralgies [1]........	15	4	1	7	3	[1] Sciatiques, lombaires, intercostales, etc.
	Arthrite rhumatismal.	9	1	1	3	4	
	Obstructions viscéral.[2]	4	=	=	=	4	[2] Suites de dysentéries et de fièvres contractées en Afrique.
	Péritonite chronique..	2	1	=	=	1	
	Paralysie..........	2	=	1	1	=	
	Gravelle..........	1	=	1	=	=	
		48	6	4	18	20	
BLESSÉS.	Tumeurs blanches [3]...	6	1	=	2	3	[3] Du poignet, du coude, des genoux, de la hanche.
	Ulcères scrofuleux ...	6	=	1	2	3	
	Engorgem. ganglionn.	5	1	=	2	2	
	Carie	3	=	=	3	=	
	Arthrite traumatique .	7	2	=	3	2	
	Hydarthrose [4]	2	1	=	=	1	[4] Suite de luxations et d'entorses.
	Déchirure des tendons.	1	=	1	=	=	
	Atrophie musculaire..	2	1	=	1	=	
	Cal vicieux	3	1	2	=	=	
	Ophthalmie [5]	2	=	=	=	2	[5] ectropion, ophthalmie blénorrhagique.
		37	7	4	13	13	
DARTREUX.	Psoriasis..........	2	=	1	1	=	
	Lichen	6	2	=	1	3	
	Mentagre..........	3	=	=	1	2	
	Prurigo...........	2	=	=	=	2	
	Eczéma...	1	=	=	=	1	
	Lepra syphilitica	1	=	=	1	=	
		15	2	1	4	8	
	Total général...	100	15	9	35	41	

Antérieurement à ce travail le docteur Regnault
avait déjà publié[1] une statistique incomplète des
résultats thérapeutiques obtenus par l'usage des
eaux de Bourbon-l'Archambault; il a confondu les
chiffres qu'il donne, et qui ne portent que sur trois
ans, avec ceux de son prédécesseur M. Faye, qui
les avait recueillis pendant une période de dix ans.

Voici le tableau que nous avons établi d'après les
extraits faits dans l'ouvrage.

Eaux thermales de Bourbon-l'Archambault.

DÉSIGNATION DES MALADIES.	Nombre.	Guéris.	Améliorés.	Sans effets.	Aggravés.	Observations.
Paralysies, suite de rhumatism., de coups, de chutes, de coliques, de convulsions chez les enfants..........	292	141	151	=	=	
Hémiplégies et paralysies générales, suite d'apoplexies.........	390	26	317	47	=	Un des derniers est mort.
Paraplégie ou paralysie des extrémités inférieures..........	376	93	251	32	=	
Rhumatisme musculaire	1326	610	617	99	=	
Rhumatismes nerveux.	206	157	49	=	=	
Totaux.....	2590	1027	1385	178	=	
Nombre proportionnel sur...............	100	39,65	53,47	6,87	=	

1 Précis descriptif et pratique sur les eaux minéro-thermales et les eaux minérales de Bourbon-l'Archambault, par M.
L. Regnault. Paris, 1842, in-8.°

En réunissant ces trois nombres on obtient :

NOMS DES EAUX.	Nombre.	Guéris.	Améliorés.	Sans effets.	Aggravés.
Barèges.	855	344	358	124	29
Hôp. mil. de Bourbon-l'Archambault	100	41	44	15	=
Bourbon-l'Archambault.	2590	1027	1385	178	=
Totaux.	3545	1412	1787	317	29
Nombre proportionnel sur...	100	39,84	50,41	8,94	0,81

Voyons maintenant les résultats obtenus par l'hydrothérapie :

DÉSIGNATION DES MALADIES. [1]	Nombre.	Guéris.	Améliorés.	Sans effets.	Morts.
Rhumatismes vagues.	3	2	1	=	=
Lombago aigu.	1	1	=	=	=
Id. chronique	2	1	1	=	=
Sciatique aiguë.	1	1	=	=	=
Id. chronique	6	3	2	1	=
Rhumatisme crural	3	=	2	1	=
Id. articulaire	6	4	2	=	=
Goutte, concrétions articulaires.	3	1	2	=	=
Rhumatismes de la matrice	2	2	=	=	=
Névralgies indéfinissables	3	2	1	=	=
Id. faciales	3	1	1	1	=
Catalepsie.	1	1	=	=	=
Épilepsie.	2	1	1	=	=
Hypocondrie.	2	1	=	1	=
Dartres de toutes sortes.	8	4	3	1	=
Syphilis (chancres et écoulement, symptômes primitifs).	1	1	=	=	=
Id. (symptômes secondaires).	3	2	1	=	=
A reporter.	50	28	17	5	=

[1] Extrait du compte rendu des résultats obtenus depuis la fondation de l'établissement hydropathique du docteur Baldou.

DÉSIGNATION DES MALADIES.	Nombre.	Guéris.	Améliorés.	Sans effets.	Morts.
Report	50	28	17	5	=
Syphilis (symptômes revenus sous l'influence du traitement)	4	4	=	=	=
Scrofules, engorgements et ulcères. ...	2	1	1	=	=
Paralysie rhumatismale d'un bras	1	1	=	=	=
Id. par atonie générale avec rhumatismes	1	1	=	=	=
Paralysie des membres inférieurs plus ou moins complète, avec ou sans symptômes d'affections de la moelle.	3	1	2	=	=
Paralysie après une attaque d'apoplexie datant de plusieurs années	2	=	=	2	=
Amaurose incomplète	1	1	=	=	=
Id. complète	1	=	=	1	=
Surdité	3	=	3	=	=
Hydropisie	1	1	=	=	=
Impuissance prématurée avec pertes séminales	4	2	1	1	=
Asthme	1	1	=	=	=
Congestions sanguines vers la tête — froid continu des pieds	10	7	3	=	=
Inflammation chronique des paupières.	1	1	=	=	=
Id. de l'estomac (*gastrite chronique*)	8	6	1	1	=
Id. des intestins	3	1	1	1	=
Id. du larynx (*laryngite herpétique*)	1	1	=	=	=
Id. des oreilles	1	1	=	=	=
Id. de la vessie, de la prostate et des reins	2	2	=	=	=
Catarrhes chroniques	2	1	1	=	=
Inflammation chronique de la matrice et ulcère de la matrice	5	4	1	=	=
Inflammation d'un ovaire	2	2	=	=	=
Fleurs blanches	6	3	3	=	=
Difficulté de la menstruation	3	2	1	=	=
Balanite	1	=	1	=	=
Douleurs de la colonne vertébrale ...	2	=	2	=	=
Fièvres aiguës.					
Scarlatine	1	1	=	=	=
Varioles	3	3	=	=	=
Rougeoles	4	4	=	=	=
A reporter	129	80	38	11	=

DÉSIGNATION DES MALADIES.	Nombre.	Gueris.	Améliorés.	Sans effets.	Morts.
Report.....	129	80	38	11	=
Convalescences pénibles après ces mêmes maladies traitées par d'autres moyens que l'hydropathie..............	5	5	=	=	=
Convalescences après une rougeole chez un enfant que les parents n'avaient pas voulu soumettre au bain tempéré après la sueur et qui, ayant pris froid, devint tout enflé...........	1	1	=	=	=
Fièvre cérébrale sur moi-même.....	1	1	=	=	=
Id. typhoïde.	1	1	=	=	=
Id. intermittente...............	3	2	1	=	=
Id. inflammatoire	3	3	=	=	=
Fièvres simples,) Pendant le traitement Grippe, hydropathiq. il ar- Rhumes, rivequelquefoisque Catarrhes, ces sortes d'accid. se présentent; je ne les ai jamais trai- tés qu'hydropathiquement.					
Total.....	143	93	39	11	=
Nombre proportionnel sur....	100	65,03	27,27	7,69	=

A ces résultats ajoutons ceux qui nous ont été fournis par l'Allemagne et l'Angleterre.

Le docteur Herzog a publié la statistique des effets obtenus sur les malades traités dans son établisse- ment hydriatique en 1841 [1]. En voici le résumé :

	Nombre.	Guéris.	Améliorés.	Sans effets.
	43	26	14	3
Sur...	100	60,46	32,55	6,97

[1] *Kurze Andeutungen über die Kaltwassercur, etc.* Pag. 29. *Von Ed. Herzog. Dresden*, 1842, in-8.°

En Angleterre le docteur Weiss a traité, depuis la fin de juin 1842 jusqu'à la fin d'avril 1843, soit dans l'établissement de *Stanstead Bury*, soit au dehors, 233 malades. [1]

	Nombre.	Guéris.	Améliorés.	Sans effets.	Restant en traitement.
	233	76	79	17	61
Sur ...	100	32,61	35,19	7,29	=

Il est juste d'admettre que sur le nombre de malades en traitement, beaucoup ont guéri ou ont été soulagés; cependant, aimant mieux rester au-dessous de la vérité que d'exagérer le nombre des guérisons, je supposerai que sur les 61 malades en traitement 20 ont été guéris, 20 ont été améliorés, et 21 traités sans succès : dans cette supposition on obtient alors les chiffres 96, 99 et 38.

Sur ce nombre de malades il y avait 167 hommes, 53 femmes et 13 enfants : le plus âgé avait soixante-seize ans, et le plus jeune un peu moins de deux ans.

Quant aux maladies traitées dans les établissements de MM. Herzog et Weiss, je n'en fais pas l'énumération; elles sont, à peu de chose près, de

---

[1] Voy. *Der neue Wasserfreund. Zweiter Jahrgang,* 2tes *Heft.* Page 99. *Coblenz,* 1843.

même nature que celles qui ont été traitées dans les établissements d'eaux thermales.

Si nous groupons maintenant les nombres fournis par les malades traités par la méthode hydrothérapique, nous formons le tableau suivant.

Résumé du traitement hydriatique,

NOMS DES ÉTABLISSEMENTS.	Nombre.	Guéris.	Améliorés.	Sans effets.	Aggravés.
Du docteur Baldou............	143	93	39	11	=
Du docteur Herzog............	43	26	14	3	=
Du docteur Weiss.............	233	96	99	38	=
Totaux....	419	215	152	52	=
Nombre proportionnel sur.....	100	52	36	12	=

En comparant les résultats obtenus par les deux traitements, on arrive, en ce qui touche le nombre des guérisons, à la proportion suivante :
$$39,84 : 52 :: 100 : x,$$
et en complétant l'opération, on trouve pour second rapport :: 100 : 130.

Il résulte donc de ces chiffres, que le traitement hydriatique a guéri, dans les conditions indiquées, à peu près un tiers de malades en plus que les eaux thermales. Ce fait est d'autant plus remarquable, que le plus grand nombre des personnes qui ont eu recours, jusqu'à present, à l'hydrothérapie, avaient fait inutilement usage des remèdes habituels de la médecine.

J'ai voulu éviter, jusqu'a ce moment, de parler des résultats qui me sont personnels; on aurait pu objecter, qu'ayant opéré sur un grand nombre de maladies aiguës, on ne pouvait établir de rapport satisfaisant entre elles et les maladies chroniques. Ces motifs me déterminent à présenter séparément le tableau des malades que j'ai traités.

Il est important de remarquer que jusqu'ici on avait généralement pensé que le traitement hydriatique n'est applicable qu'aux maladies chroniques, et qu'il comprend nécessairement la sueur et les bains froids, de là le nom barbare d'*hydrosudopathie*, que plusieurs médecins s'obstinent à vouloir lui donner.

Ces erreurs doivent disparaître. L'hydrothérapie réussit mieux dans les affections aiguës que dans les maladies chroniques, et avec une promptitude que souvent rien n'égale, surtout dans celles du tube digestif; mais alors, loin de provoquer la sueur, il faut sans cesse s'occuper à enlever le calorique en excès, et persévérer dans l'emploi des moyens réfrigérants jusqu'à ce que toute apparence de réaction ait disparu.

Malades traités à l'hôpital militaire d'instruction de Strasbourg et dans la ville.

DÉSIGNATION DES MALADIES.	Nombre.	Guéris.	Améliorés.	Sans effets.	Aggravés.	Observations.
Rhumatismes musculaires aigus	5	5	=	=	=	
Idem articulaires aigus avec ou sans hydarthrose.	22	18	4	=	=	
Idem chroniques.	15	12	3	=	=	
Sciatiques aiguës	3	3	=	=	=	
Idem chroniques	3	2	1	=	=	
Fièvres typhoïdes graves	4	4	=	=	=	
Diarrhées aiguës.	5	4	1	=	=	
Idem chronique.	1	1	=	=	=	
Dysenteries aiguës. . . .	4	3	1	=	=	
Idem chronique.	3	1	1	1	=	Le dern.er chiffre se rapporte à un homme qui, plus tard, est mort d'une rechute.
Gastrite chronique. . . .	1	1	=	=	=	
Engorgement chroniq. de la rate.	1	1	=	=	=	
Sensibilité excessive de la peau; affaiblissement général.	1	1	=	=	=	
Urétrites aiguës.	4	3	1	=	=	
Orchites aiguës.	10	8	2	=	=	
Angines tonsillair. grav.	6	6	=	=	=	
Érysipèles - phlegmon. de la jambe.	2	2	=	=	=	
Plaies contuses à la tête avec dénudat. des os.	7	7	=	=	=	
Lombagos aigus.	4	4	=	=	=	
Courbature générale av. fièvre.	1	1	=	=	=	Cet homme avait fait 126 lieues en cinq jours.
Entorses.	5	4	=	=	=	
Phlegmons aigus.	12	10	2	=	=	
Contusions violent. des membres avec épanchem. sanguin, etc.	7	6	1	=	=	
Prurigo datant de six ans	1	1	=	=	=	
Totaux.	127	108	18	1	=	
Sur.	100	85,04	14,17	0,79	=	

Je ne me dissimule pas les objections qu'on peut adresser à ces résultats statistiques; il est évident que les médecins sévères ne pourront être satisfaits que lorsqu'on aura comparé rigoureusement l'âge des malades, leur tempérament, la nature et le degré de leur maladie, la durée du traitement, les rechutes, etc. Il faut l'avouer, ces documents si nécessaires pour donner de la solidité à nos systèmes scientifiques, et surtout à nos appréciations thérapeutiques, manquent encore, presque complétement, pour la plus grande partie des maladies. Il convient, cependant, de ne pas arriver à des exigences excessives; car, quelque soin qu'on prenne, il n'y aura jamais identité parfaite entre deux malades atteints d'une affection semblable; il faut donc opérer sur des masses, parce qu'alors se trouvent des similitudes d'âges, de tempéraments, de maladies, qui permettent des comparaisons satisfaisantes: c'est ce que nous avons fait, et nous croyons être arrivés ainsi bien près de la vérité.

Toutefois quand il est possible d'établir des rapprochements plus rigoureux, il faut le faire, et nous nous hâtons de saisir l'occasion qui nous est offerte.

L'un des aides-majors distingués de la garnison de Strasbourg, M. le docteur Lassaigne, aide-major au 7.e bataillon des chasseurs d'Orléans, après avoir constaté fréquemment les résultats heureux obtenus à l'hôpital militaire de Strasbourg, a fait l'application

6

de l'un des moyens hydrothérapiques les plus simples au traitement de l'urétrite aiguë. Voici comment il s'exprime dans la note qu'il m'a communiquée.

« C'est depuis le mois de juillet 1843 que j'em-
« ploie les compresses réfrigérantes contre les uré-
« trites aiguës. Je fais envelopper la verge avec ces
« compresses pliées en plusieurs doubles, trempées
« dans l'eau froide, tordues et renouvelées aussitôt
« que la chaleur se fait sentir. En très-peu de jours
« le malade éprouve une amélioration notable, il
« urine presque sans douleur, l'écoulement diminue
« très-rapidement et finit par disparaître tout à fait
« sans qu'on ait besoin d'avoir recours aux applica-
« tions de sangsues, aux révulsifs, aux injections
« astringentes, etc. Depuis que j'emploie ce mode
« de traitement, 28 malades, atteints d'urétrite aiguë,
« sont entrés à mon infirmerie, tous sont parfai-
« tement guéris, aucun, après sa sortie, n'a éprouvé
« de récidive (chose assez fréquente cependant dans
« cette affection).

« Ces 28 malades ont un total de 533 journées
« de traitement, ce qui donne une moyenne de 19
« jours par malade. L'urétrite la plus rebelle a duré
« 43 jours; plusieurs ont été guéries en 8, 9, 10
« et 12 jours. »

En comparant un même nombre d'urétrites traitées par la méthode ordinaire, c'est-à-dire, au début
par les antiphlogistiques, vers le déclin de la ma-

ladie par les injections astringentes, le copahu, etc.,
M. Lassaigne a constaté sur 28 hommes du même
bataillon, placés antérieurement dans la même
infirmerie, dans les mêmes conditions, qu'il lui
avait fallu 741 journées d'infirmerie, ce qui donne
une moyenne de 26½, à très-peu près.

Nous allons rassembler ces chiffres dans le tableau
suivant.

TRAITEMENT.	NOM DE LA MALADIE.	Nombre de malades.	Nombre de journées de traitement.	Moyenne par homme.
Méthode ancienne.........	Urétrite aiguë...	28	741	26,46
Méthode hydrothérapique .	Urétrite aiguë...	28	533	19,03

Si nous établissons maintenant le rapport de 19,03
à 26,46, nous verrons qu'il est comme 100 : 139,
c'est-à-dire, d'un tiers et plus; ce qui établit une
concordance très-remarquable avec les résultats nu-
mériques précédemment indiqués.

A ces avantages il faut ajouter que le traitement
est extrêmement facile, très-économique, et qu'il
épargne aux malades l'usage du copahu, pour lequel ils ont souvent une répugnance insurmontable.

Ces faits suffiront sans doute pour faire comprendre aux médecins consciencieux, que l'hydrothérapie est un traitement digne d'intérêt et surtout d'un
sérieux examen.

Note deuxième. Les ouvrages dans lesquels il est question de l'administration de l'eau comme moyen médical sont en très-grand nombre; j'en ai publié la liste et les titres dans mon ouvrage intitulé: *De l'eau*, etc. La bibliographie ancienne compte 538 ouvrages; la bibliographie moderne, c'est-à-dire, celle qui ne comprend que les ouvrages destinés à faire connaître ou à propager l'hydrothérapie, telle qu'on la pratique aujourd'hui, compte plus de 180 publications diverses.

Note troisième. Sur la proposition du docteur Schmitz, un congrès formé de médecins qui s'occupent de l'hydrothérapie, a été ouvert, le 14 novembre 1842, à Alexandersbad, près de Wunsiedel en Bavière. On y a vu accourir des docteurs de la Saxe, de la Prusse, de la Bohème, du Wurtemberg, etc. Trois séances ont été consacrées à l'examen des questions les plus importantes concernant l'emploi de l'eau froide, et il a été décidé qu'au premier novembre de chaque année semblable réunion aurait lieu dans un des établissements hydriatiques de l'Allemagne. Le compte-rendu du congrès d'Alexandersbad a été publié par les soins du docteur Schmitz, sous le titre *Hydriatischer Verein*. Cette petite brochure est terminée par les articles réglementaires de l'association.

Le premier novembre 1843, le congrès s'est réuni à Marienberg; on y a traité des sujets fort importants, et le docteur Piutti y a communiqué des observations et des recherches très-intéressantes.

Le congrès s'assemblera de nouveau, le premier novembre 1844, à Elgersburg (Saxe), dans l'établissement dirigé par le docteur Piutti.

Note quatrième. Cette amélioration ne s'est pas soutenue. Cet homme a profité des forces qu'il avait recouvrées pour sortir de la salle et faire des imprudences; il a eu une rechute, à laquelle il a succombé après vingt-deux jours de lutte.

L'autopsie a constaté des désordres étendus et très-profonds dans toute l'épaisseur des intestins cœcum et colon.

OBSERVATIONS.

Fièvre typhoïde très-grave.

Homme fort. — Bien constitué. — Trente-sept ans. — Dartres apparaissant à l'âge de vingt et un ans et se renouvelant presque tous les ans. — Maladies syphilitiques répétées. — Réapparition des dartres. — Traitement hydriatique. — Amélioration prompte. — Imprudence du malade. — Excès de table. — Dévoiement, fièvre. — Irritation bronchique. — Toux fréquente. — Aggravation des accidents. — Symptômes de fièvre typhoïde. — Délire. — Traitement hydriatique. — Soulagement rapide. — Convalescence le cinquième jour. — Guérison complète. — Point de rechute.

M. de la G... est un homme bien constitué, âgé de trente-sept ans, n'ayant jamais eu de maladies aiguës graves. En 1827, peu de temps après sa sortie de l'école de Saint-Cyr, il remarqua que ses cheveux tombaient; il consulta un coiffeur qui lui conseilla de se faire raser et de porter une perruque, ce qu'il fit. Les ressorts de cette perruque étaient des élastiques en laiton; le métal s'oxida, écorcha la peau de l'occiput, et il en résulta bientôt un gonflement considérable de toute la tête avec suintement et formation de croûtes. Cet accident dura fort longtemps;

plusieurs médecins distingués, notamment Brous-
sais et Portal, le considérant comme étant de nature
herpétique, ordonnèrent les adoucissants, les sangsues, les bains simples, puis les bains de Barèges,
différentes préparations sulfureuses, enfin un séton
à la nuque. Après dix-huit mois de traitement la
maladie disparut; mais depuis cette époque, M. de
la G... voyait revenir, tous les deux ou trois ans,
particulièrement sur les cuisses et aux aisselles, de
petites dartres qu'il traita, tant bien que mal, avec
des remèdes empiriques et le sirop de salsepareille.

M. de la G... a eu neuf urétrites aiguës; la dernière date du mois de mars 1842 : l'une d'elles fut
accompagnée de végétations à la verge et à l'anus.
Ces accidents syphilitiques ne furent jamais traités
méthodiquement, ils disparurent cependant sans laisser de trace.

L'eczéma à la tête reparut aussi en 1842; il fut
combattu par des topiques réfrigérants et la pom-
made de concombre; enfin les dartres revinrent
sous les aisselles, et, voyant que le mal s'aggravait,
M. de la G... vint me consulter. Il me fit connaître
tous ces antécédents, et il ajouta qu'il avait fait souvent des excès vénériens, qu'il aimait les plaisirs de
la table, que le Champagne était son vin favori, mais
qu'il avait rarement bu de l'eau-de-vie.

Malgré les écarts et les accidents de cette vie ora-
geuse, je trouvai le malade avec de l'embonpoint,

conservant de la gaieté, et peut-être un peu d'in-
souciance, mais exprimant un vif désir d'être guéri.
Il souhaitait surtout d'être traité par les moyens hydrothérapiques. N'y voyant aucun inconvénient, et
trouvant, au contraire, que ce traitement convenait
parfaitement aux antécédents du malade, je l'y soumis le 20 juillet 1843.

Le malade dut boire six verres d'eau par jour,
puis huit et dix. Pendant trois jours je fis laver tout
le corps, matin et soir, avec de l'eau dégourdie, à
14 degrés Réaumur. Le quatrième jour l'on commença les enveloppements dans le drap mouillé et
les couvertures de laine, avec recommandation de
suer peu et de se laver avec de l'eau modérément
froide. En peu de temps tout le corps fut couvert
de boutons; la dartre des aisselles s'aggrandit et
suppura abondamment. Je fis appliquer des compresses enduites de cérat simple sur ces plaies, afin
d'éviter l'adhérence des parties malades avec le linge.

La suppuration des aisselles diminua peu à peu;
elle cessa d'abord à gauche, puis à droite. Le 4 août
le malade était parfaitement; il ne restait, sous l'ais-
selle droite, qu'une large tache rouge indiquant le
siége primitif de la dartre. L'amélioration progressive continua jusqu'au 17 août: M. de la G... se
croyait guéri; il était fort, alerte et obtenait, par
l'usage des bains froids, des forces et une agilité qu'il
ne s'était jamais vues. Mais ce jour-là, le malade,

oubliant toutes mes recommandations, alla faire un dîner copieux; il se promena longtemps dans la soirée, s'excita près d'une femme et rentra en éprouvant du malaise. — Pendant la nuit il eut de la chaleur, de l'agitation, de l'insomnie et, vers le matin, un peu de dévoiement avec sentiment de faiblesse générale.

Le 18, la diarrhée, l'insomnie, la toux, la faiblesse générale continuèrent; vers le soir la peau était très-chaude, le pouls plein, dur, très-fréquent, je prescrivis une ablution générale avec de l'eau à 12 degrés Réaumur. Ce moyen calma beaucoup le malade; il put dormir un peu dans la nuit.

Les jours suivants, 19, 20 et 21 août, les accidents précédemment indiqués persistèrent sans paraître s'aggraver. Les ablutions furent continuées et le malade mis à la diète complète.

Dans la nuit du 21 au 22 les symptômes prennent un caractère grave; le délire survient, le malade se lève pendant la nuit, sa démarche est chancelante; il a une grande loquacité.

Le 22, à huit heures du matin : la respiration est accélérée, la toux est sèche, fréquente, saccadée; la stéthoscopie, répétée à plusieurs reprises, et par plusieurs médecins, constate que les poumons sont libres, que c'est à peine si l'on entend par intervalle un peu de râle muqueux dans la partie supérieure du poumon droit, ce qui conduit à conclure

que la toux est produite par une irritation des grosses
bronches, et qu'elle est principalement provoquée
par l'état de souffrance des organes digestifs. L'ou-
verture des narines est sèche, pulvérulente; la langue est granuleuse à la pointe, très-rouge et des-
séchée; les dents sont encroûtées à leur base d'un
enduit fuligineux; abdomen fortement météorisé,
peu douloureux à la pression; dévoiement sangui-
nolent, quatre selles depuis six heures du matin.
Pouls dur, serré, très-fréquent (98 pulsations); peau
sèche, très-chaude; les traits de la face sont affaissés,
les yeux sans vivacité; expression prononcée d'hébétude; sentiment de faiblesse générale.

Le développement brusque de ces accidents me
détermina à réclamer sur-le-champ les conseils de
deux confrères; ils furent d'avis que la maladie était
excessivement grave, et que l'ensemble des symptômes devait donner les inquiétudes les plus sérieuses; l'un d'eux pensa même que la mort devait être
la conséquence, presque inévitable, de la fâcheuse
position du malade. Cette opinion, quelque sévère
qu'elle pût paraître, se trouvait parfaitement justifiée
par les résultats qu'on a souvent à déplorer, à Strasbourg, dans des cas semblables. Après avoir exa-
miné la valeur des divers moyens médicaux employés dans les maladies de cette nature, et avoir
malheureusement constaté leur insuffisance ou leur
inefficacité dans la grande majorité des cas, je pro-

posai l'emploi de l'hydrothérapie, administrée avec
vigueur et surveillée avec la plus grande attention.
Mes confrères manifestèrent quelques craintes, à
cause de la toux, mais ils acceptèrent, en me laissant
toute la responsabilité. Je n'hésitai pas un seul instant, et j'adoptai le traitement suivant.

Pour boisson : eau fraîche ou tisane de chiendent,
par cuillerée à soupe de dix minutes en dix minutes; enveloppement dans le drap mouillé, mais bien
tordu, recouvert d'une seule couverture de laine.
Une heure s'étant écoulée, et le drap étant à peu près
sec, le malade en fut retiré et remis dans son lit,
après lui avoir préalablement entouré l'abdomen
d'une large ceinture humide recouverte d'une autre
tout à fait sèche.

A onze heures du matin : ablutions d'eau fraîche
à 12 degrés Réaumur, à l'aide d'une éponge, sur
tout le corps, y compris la face; après ces ablutions
la peau fut essuyée légèrement et de manière à laisser un peu d'humidité.

Après cette opération : quart de lavement d'eau
fraîche à 14 degrés. A une heure de l'après-midi,
second enveloppement dans le drap mouillé et la
couverture de laine. A trois heures, ablution avec
l'éponge; second lavement et application de la ceinture mouillée. A six heures, nouvel enveloppement
dans le drap et la couverture. A neuf heures, troisième petit lavement, et renouvellement de la cein-

ture mouillée. A dix heures du soir, quatrième enveloppement dans le drap et la couverture : le malade y resta jusqu'à onze heures et demi.

Sous l'influence de ces moyens, le pouls se ra-
lentit, il tomba à 85 pulsations par minute; la peau
devint douce, la langue humide; le délire diminua,
ou plutôt ne reparut qu'à de longs intervalles :
il y eut trois selles sanguinolentes dans toute la
journée.

Pendant la nuit le malade était soigné constamment
par des amis, qui surveillaient, avec un zèle et une
exactitude dignes des plus grands éloges, toutes les
prescriptions, et tenaient note, heure par heure, de
tous les incidents de la nuit.

A onze heures : sommeil assez calme; à onze
heures et demie, le malade a voulu se lever, mais
sans y mettre trop d'insistance; les idées étaient lucides; le pouls donnait 85 pulsations. A minuit :
évacuation alvine, peu de matière jaune-verdâtre,
légèrement sanguinolente; administration d'un quart
de lavement d'eau fraîche, renouvellement de la
ceinture mouillée.

De minuit et demi à une heure et demie : sommeil un peu agité; respiration élevée avec toux par
intervalle, 88 pulsations. — De trois à quatre heures du matin : sommeil calme; évacuation, par le
bas, de quelques vents et d'un peu de matière qui
tombe dans le lit. — A quatre heures : grande trans-

piration qui dure une heure, et exige un changement de chemise. — A cinq heures 78 pulsations. —
A six heures : calme parfait ; idées nettes, sentiment
d'abattement et de fatigue. — Durant toute la nuit,
quand le malade ne dormait pas, on lui faisait boire
de la tisane de chiendent par cuillérée.

Le 23, à sept heures et demie, je trouve le malade dans l'état suivant : diminution sensible du
météorisme ; langue humide, mais conservant une
tendance à se sécher ; les dents ne sont plus encroûtées ; la toux est fréquente mais sèche ; la peau est
douce ; le pouls bat 80 fois par minute, il est sensiblement moins dur que la veille ; les traits de la
face sont moins contractés que le jour précédent,
mais il y a dans l'expression de la physionomie un
peu d'hébétude et d'incertitude dans le regard. Loquacité difficile à réprimer ; quelques soubresauts
dans les tendons des muscles de l'avant-bras et mouvement brusques et involontaires des jambes. Même
prescription que la veille : Quatre enveloppements
dans le drap mouillé et la couverture de laine, deux
ablutions sur tout le corps avec l'éponge trempée
dans de l'eau à 12 degrés ; quatre quarts de lavement ;
application de la ceinture mouillée ; tisane de chiendent ou eau fraîche par cuillérée. — A huit heures
et quart du matin, selle liquide, sanguinolente, assez
copieuse ; immédiatement après, quart de lavement
d'eau fraîche à 14 degrés Réaumur. — A huit heu-

res et demie, premier enveloppement; à neuf heures le malade s'endort dans le drap mouillé; quelques mouvements spasmodiques de la face pendant le sommeil, qui est profond. — Réveil à dix heures et quart, 80 pulsations; langue un peu sèche; boisson; quart de lavement d'eau fraîche à 14 degrés; application de la ceinture mouillée. — A onze heures le malade se rendort pendant une demi-heure. — A midi : évacuation alvine; les matières sont moins liquides et très-peu sanguinolentes; pouls plus fréquent, 85 pulsations; respiration élevée, fréquente, toux sèche. — Quart de lavement, ablution sur tout le corps; à une heure second enveloppement. — A trois heures : calme; le malade repose; à trois heures et demie : tentative infructueuse pour aller à la selle; à quatre heures, troisième enveloppement. A cinq heures et demie, au moment où l'on désenveloppait le malade, selle liquide, séreuse et rougeâtre. — A sept heures, ablution générale; quart de lavement. — A dix heures, nouvel enveloppement : à ce moment, agitation générale; mouvement des mains et des jambes souvent répété, chaleur à la peau; 82 pulsations. A onze heures et demie, au sortir de l'enveloppement, idées lucides, peu de toux, peau douce; 76 pulsations. — A une heure sommeil calme; à deux heures et quart, selle liquide, jaunâtre, précédée de vents; sommeil depuis deux heures et demie jusqu'à trois heures et demie : le malade se réveille un instant, et ne tarde pas à se rendormir. A six heures et demie, selle peu copieuse, semi-solide, mais avec quelques stries sanguinolentes.

Le 24, à sept heures et demie : le malade est bien, il cause d'une manière lucide, il se sent beaucoup mieux; en effet, la langue reste humide, la peau est douce, le pouls donne 74 pulsations par minute : il y a peu de météorisme.

Malgré cette amélioration évidente, je continue l'emploi des mêmes moyens : boisson par cuillerée, toutes les dix minutes; quatre enveloppements, deux ablutions, quatre petits lavements, ceinture mouillée. — A neuf heures le malade s'endort; la respiration est un peu élevée, on compte 32 aspirations par minute. Il y eut trois selles dans la journée, dont deux avaient quelques stries sanguinolentes; la toux a été moins fréquente que la veille, elle se présente surtout quand le malade boit, ou immédiatement après qu'il a bu. A dix heures et demie du matin, sommeil accompagné de rêves à voix haute mais inintelligible; mouvements, agitation, puis calme et réveil à onze heures. A midi : 70 pulsations à la minute, et cependant le malade dit ne pas se trouver aussi bien que précédemment; on fait une ablution générale, et un mieux-être s'établit aussitôt.

Vers sept heures agitation nouvelle; seconde ablution, retour du calme.

La nuit fut excellente, il y eut deux selles jaunâtres, semi-liquide.

Le 25, à sept heures et demie du matin, le malade est gai; il a déjà beaucoup causé avec un de ses amis, il s'occupe des soins de sa convalescence et fait des projets de voyage. La langue reste constamment humide, l'œil a repris sa vivacité habituelle, le pouls bat 70 fois à la minute; la toux a diminué; il reste à peine un peu de météorisme; les forces reviennent : tout annonce une convalescence incroyablement prompte. — Malgré cette grande amélioration le malade reste à la diète, et l'on continue tous les moyens hydrothérapiques de la veille, avec cette seule modification, qu'il n'y eut que deux enveloppements au lieu de trois.

La journée fut très-bonne : deux selles jaunâtres, semi-liquides, l'une à midi et quart, l'autre à cinq heures.

A deux heures de la nuit, sueur abondante, qui nécessite un changement de chemise. Il se rendort depuis trois heures du matin jusqu'à six heures.

Le 26, à sept heures et demie, le malade est très-bien; 68 pulsations, peau douce, disparition complète du météorisme; sentiment de force, désir de prendre des aliments.

Je prescris six cuillerées de bouillon gras; continuation de la ceinture; trois petits lavements, une ablution le matin, une seconde le soir, à neuf heures, et un enveloppement à deux heures de l'après-midi. — A onze heures le malade se lève pour prendre son bouillon; il s'en trouve bien; très-peu de toux dans la journée; deux selles peu copieuses, semi-liquides.

Nuit calme; le malade dort depuis onze heures jusqu'à quatre heures du matin.

Le 27, amélioration progressive; continuation des mêmes moyens hydrothérapiques que la veille.

Le 28. Le malade a pu se promener seul. A dater de ce moment la convalescence a fait des progrès extrêmement rapides, qui n'ont été interrompus par aucun accident. Les moyens hydrothérapiques, diminués progressivement, ont été tout à fait abandonnés le 10 septembre. — Depuis cette époque le malade a pu faire des voyages et reprendre ses occupations habituelles, sans être entravé un seul instant.

———

Cette observation présente un exemple bien remarquable de la cessation des accidents typhoïdes les plus graves sous l'influence des moyens hydrothérapiques : le malade passe, en quatre jours, d'un état jugé mortel par un médecin expérimenté, à la convalescence la plus franche. Ce fait trouvera, sans doute, des incrédules; je ne m'en étonnerai pas; j'aurais hésité, moi-même, à l'admettre avant de l'avoir constaté, et d'avoir reconnu la puissance

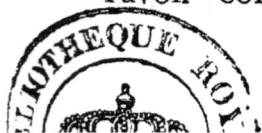

des ressources de l'hydrothérapie. Peut-être soup-
çonnera-t-on que je me suis fait illusion sur la valeur des symptômes, sur leur gravité. Je ne puis
encore sur ce point faire aucune concession aux
opposants. M. de la G... a beaucoup d'amis à Strasbourg, tous ont partagé les craintes émises; les médecins qui l'ont visité, et il y en a eu plusieurs, ont
reconnu les symptômes décrits et ont porté un pro-
nostic fâcheux. Mais ce n'est là, objectera-t-on enfin, qu'un fait isolé, et par cela même de peu de
valeur. Cela est très-vrai, et cette objection aurait
une grande force, si le résultat obtenu se trouvait
e ndésaccord avec les prévisions et les lois de la
physiologie pathologique.

Ici, au contraire, tout s'explique parfaitement.
Qu'est-ce, en effet, que la fièvre typhoïde? Pour
moi, et mes convictions s'appuient sur de nombreux travaux, la fièvre typhoïde est une inflammation intestinale, plus ou moins étendue, provoquée
par une altération chimique du sang, produite par
une cause miasmatique interne ou externe. [1]

Maintenant comment agissent les moyens hydrothérapiques? L'eau, administrée en boisson et en
lavement, calme la soif, assouplit les organes qui
tendent à se dessécher, favorise les sécrétions, sur-

---

1 Voy., pour le développement de cette pensée, pages 315,
316, 317, 327 et suivantes, de mon ouvrage sur *l'eau*, etc.

tout la sueur et les urines; elle se mêle au sang, elle le lave en quelque sorte, et elle finit par entraîner au dehors les principes étrangers à sa composition normale.

Les moyens externes, c'est-à-dire, le drap mouillé, les ablutions, les demi-bains, la ceinture humide, absorbent la chaleur âcre et mordicante de la peau; ils assouplissent cette membrane, favorisent ses fonctions et, enlevant le calorique, ils tendent à éteindre l'inflammation intérieure. Ces effets ne répondent-ils pas parfaitement au but qu'on veut atteindre? Si cela est, et il me paraîtrait difficile qu'un médecin expérimenté pût le contester, comment ne pas comprendre que l'hydrothérapie doit l'emporter sur les méthodes diverses, et souvent opposées, proposées contre la fièvre typhoïde. Ainsi le raisonnement indique et le résultat confirme la justesse de la théorie. D'ailleurs est-il bien vrai que la guérison de M. de la G... ne soit qu'un fait isolé? Mon ouvrage (*De l'eau*, etc.) renferme plusieurs exemples de guérisons remarquables de fièvres typhoïdes arrivées à diverses périodes, et M. le professeur Champouillon, bien qu'il n'ait fait qu'un essai incomplet de l'hydrothérapie, a aussi obtenu des résultats fort encourageants. Voici un extrait de la note qu'il m'a remise, et que j'ai précédemment publiée en entier.

« Pendant les mois de janvier, février et mars « 1843, j'ai traité 38 hommes atteints d'entérite fol-

«liculeuse. L'affection ne s'est pas montrée chez tous
«mes malades avec les mêmes symptômes; j'ai, au
«contraire, noté dans les proportions suivantes les
«formes principales de la maladie.

   «Forme inflammatoire franche . . . 17
   «*Idem* ataxo-adynamique 6
   «*Idem* catarrhale. 5
   «*Idem* bilieuse 6
   «*Idem* pneumonique avec diarrhée 4
                                   38.

«Chacune des variétés de l'affection typhoïde a été
«combattue par des méthodes classiques qui lui sont
«systématiquement applicables; mais de plus, j'ai
«employé de petits lavements d'eau froide, répétés
«cinq ou six fois par jour, en même temps que je
«faisais envelopper l'abdomen d'une ceinture imbi-
«bée d'eau à la température de 12 à 15 degrés, sui-
«vant la spécialité des cas; quatre de mes malades
«seulement ont été mis à l'usage de l'eau froide
«comme boisson.

«J'ai remarqué, comme effet à peu près con-
«stant de ces moyens auxiliaires, une diminution
«considérable du météorisme abdominal. Il m'est
«arrivé plusieurs fois, dans les cas d'entérite follicu-
«culeuse franchement inflammatoire, de voir le bal-
«lonnement disparaître entièrement au bout de
«vingt-quatre heures, surtout lorsque les malades

« pouvaient garder les lavements froids. La langue,
« les lèvres et les dents, se dépouillaient aussi très-
« promptement de leur enduit fuligineux ; chez deux
« de mes malades, présentant la forme catarrhale,
« ces croûtes, à mesure qu'elles se détachaient, se
« reproduisaient et ont persisté jusqu'à la mort. Huit
« fois sur douze le délire a diminué de violence :
« dans la généralité des cas le pouls, en devenant
« régulier, perdait en même temps de sa fréquence.

  « Cinq de mes malades sont morts pendant le pre-
« mier septenaire, huit autres ont succombé pendant
« la convalescence, victimes de leur intempérance et
« de leur indocilité. Tous les autres se sont rétablis
« parfaitement : ainsi j'ai perdu environ un malade
« sur trois. »

Sans doute ces résultats peuvent paraître peu satisfaisants à plusieurs médecins ; ils ont même donné lieu
à des remarques tendant à faire croire que la méthode
des émissions sanguines, telle que la pratique le professeur Bouillaud, est bien préférable à l'hydrothérapie, puisqu'il perd, assure-t-on, moins d'un malade
sur huit [1]. Je ne viens pas contester les succès du
professeur Bouillaud, mais je dis que, pour les op-
poser aux résultats que nous citons, il faudrait les

---

1 Voyez les notes et l'analyse de mon ouvrage dans le journal *l'Expérience* ; n.ᵒˢ du 27 juillet 1843 et du 1.ᵉʳ février
1844.

avoir obtenus à Strasbourg; c'est, qu'en effet, dans cette ville, les fièvres typhoïdes sont si dangereuses que, dans certaines années surtout, on perd huit malades sur dix : c'est donc avec raison que M. Champouillon se félicite des effets obtenus par l'emploi de quelques moyens hydrothérapiques, puisqu'auparavant il perdait constamment la moitié de ses malades, et que depuis il n'en a plus perdu qu'un sur trois.

Il faut le reconnaître, l'auteur auquel je réponds a fait une comparaison inexacte, et quelle que soit la bienveillance dont il a revêtu sa remarque, ce dont je le remercie, elle n'en est pas moins une erreur qu'il est d'autant plus important de signaler, qu'elle est faite par un homme d'une valeur incontestée.

Je supprime les nombreuses réflexions auxquelles peuvent donner lieu la nature et le traitement de la fièvre typhoïde, elles trouveront place dans un travail complet que je prépare sur cette matière, et je termine en exprimant le désir, que les praticiens se confient, dans l'intérêt de leurs malades, à l'hydrothérapie, car je persiste à penser que ce traitement, plus que tout autre, se trouve justifié par la théorie et l'expérience.

Prurigo chronique.

Trente-huit ans. — Constitution robuste. — Apparition
d'un prurigo aux mains et aux pieds. — Cessation
périodique de la maladie avec le retour de l'été. —
Usage infructueux des bains simples, sulfureux, des
eaux thermales. — Aggravation de la maladie. —
Privation de sommeil. — Traitement hydrothérapique
pendant deux mois. — Guérison.

———

M. M***, officier, âgé de 38 ans, est un homme
bien constitué, robuste, à peau brune et très-velue :
sa santé avait toujours été bonne, lorsqu'il éprouva,
pour la première fois, au mois de janvier 1837, des
démangeaisons vives à la paume des mains et à la
plante des pieds. Le malade attribuait cette affection
à un séjour prolongé dans un lieu marécageux de
l'Afrique et aux souffrances qu'il avait éprouvées
dans plusieurs expéditions. Il n'y avait à la peau ni
rougeur, ni éruption ; toute la maladie se bornait à
une démangeaison vive, irritante, qui augmentait
par le frottement. A cette incommodité le malade
n'opposa que les frictions huileuses, répétées deux
fois par jour ; elles ne produisirent aucun effet ; ce
ne fut qu'au retour des chaleurs, c'est-à-dire, deux
mois après l'apparition des démangeaisons, que le
malade éprouva un soulagement marqué, qui fut
bientôt suivi de la cessation complète du mal.

M. M*** se crut définitivement guéri, et il partit de nouveau pour faire une expédition. Cet état de bien-être ne se prolongea pas au delà de la belle saison. L'hiver ramena les accidents et, au mois de janvier 1838, ils avaient plus d'intensité qu'ils n'en avaient eu précédemment : les démangeaisons ne se bornèrent plus à la plante des pieds et à la paume des mains, elles envahirent les jambes et les avant-bras. Le malade fut traité alors, mais sans succès, par les bains simples et les bains sulfureux. L'été revint et les démangeaisons cessèrent de nouveau. Le malade remarqua que c'était au moment où les chaleurs étaient assez fortes pour le faire suer, qu'il éprouvait une amélioration qui était bientôt suivie d'une guérison passagère. Au commencement de l'hiver de 1838 à 1839, réapparition des accidents qui, cette fois, s'étendent à toute la surface du corps. Le malade recommence, mais toujours sans succès, l'usage des bains simples et sulfureux, auxquels on ajouta les frictions alcooliques. Malgré cet état de souffrance le malade ne voulut pas suspendre un instant son service.

M. M*** quitta l'Afrique au mois de juillet 1839, n'éprouvant alors aucun signe de sa maladie; mais à peine fut-il en France, qu'il ressentit de nouveau des démangeaisons sur tout le corps. Tourmenté le jour et la nuit par cette fâcheuse affection, M. M*** se décida à entrer à l'hôpital de Montpellier; il y resta un mois. Pendant ce temps il fit usage de bains simples et d'un liniment anodiné. Il quitta l'hôpital sans avoir éprouvé de soulagement, et il rentra à son régiment pour y attendre l'époque favorable à l'usage des eaux de Bourbonne qui lui avaient été conseillées. Il s'y rendit au mois de mai 1840, et il y passa trois mois. Ces eaux furent administrées en boissons et en bains. Elles produisirent un soulagement momentané, mais elles ne firent jamais disparaître complétement les démangeaisons. C'est alors que M. M***, fatigué de ces insuccès et de la longueur de sa maladie, commença à recourir aux remèdes empiriques; on lui fit prendre du bouillon de serpent et d'anguille; il acheta un sirop, prétendu dépuratif, dont il trouva l'annonce et l'éloge dans les journaux. Tout fut inutile.

Au mois de juin 1841 M. M*** fut envoyé aux eaux sulfureuses de Guagno, en Corse; il en revint, après y avoir passé deux saisons, sans avoir éprouvé de soulagement. Sans cesse tourmenté par ses souffrances, le malade fit usage d'une foule de remèdes bizarres, énergiques ou dangereux; il prit, enfin, chaque jour, pendant un an, le purgatif de Leroy.

Malgré sa répugnance extrême pour ce remède, il ne l'abandonna que lorsqu'il fut convaincu de son inefficacité. Pendant l'hiver de 1842 à 1843 les démangeaisons étaient tellement vives et insupportables, que le malade se servait de la lame d'un couteau pour se gratter; bientôt cet instrument ne lui parut plus assez rude, il prit sa pelle à feu, et il se laboura avec elle les jambes et les cuisses; il imagina enfin, pour se gratter tout le corps, de scier en deux des morceaux de bois de sapin, et de se frotter avec le côté rugueux.

Le supplice que ce malade éprouvait, le décida à venir me consulter pour savoir si l'hydrothérapie pourrait lui être de quelque secours. Je l'interrogeai longuement, et il me raconta avec des détails, que je supprime, l'histoire de ses souffrances. Je trouvai en M. M*** un homme un peu amaigri, mais encore fort et surtout confiant et très-courageux. On ne voyait aucun bouton sur sa peau, mais elle était partout rude et sèche; il y avait, sur les jambes, les cuisses et la poitrine de nombreuses écorchures que le malade s'était faites en se grattant; la peau des doigts et de presque toute la main, ainsi que celle des pieds, était dure, épaisse, et le tissu cellulaire sous-jacent semblait prendre part à cet endurcissement. L'orsqu'on grattait l'épiderme, il se soulevait et formait une sorte de poussière blanchâtre qui couvrait le doigt. Toutes les fonctions d'ailleurs se faisaient bien, à l'exception du sommeil, qui était souvent interrompu par les démangeaisons.

Le traitement hydrothérapique commença le 8 août 1843. Les huit premiers jours furent employés à faire prendre, matin et soir, pendant une demi-heure, des bains de bras et de jambes dans de l'eau à 18 degrés Réaumur, et deux lotions générales pendant six minutes, avec de l'eau à 15 degrés R.

Le neuvième jour le malade fut enveloppé dans un drap mouillé et quatre couvertures de laine; il resta ainsi durant deux heures avant de suer; mais alors la transpiration vint avec abondance sur la face et tout le corps; on la fit durer une heure; pendant ce temps le malade buvait de dix minutes en dix minutes de l'eau fraîche qu'on lui donnait à l'aide d'un biberon. Après être resté trois heures dans cet enveloppement, le malade en sortit pour se jeter dans une grande baignoire pleine d'eau fraîche à 12 degrés R., où il resta quatre minutes; dès qu'il en fut sorti, il s'essuya soigneusement et se mit à marcher rapidement en plein air.

Outre l'enveloppement le malade continuait deux fois par jour, les bains des bras et des jambes, et il buvait douze verres d'eau fraîche.

Le douzième jour, c'est-à-dire, le 20 août, le malade éprouvait déjà un soulagement marqué. La peau des mains et des pieds s'était assouplie sous l'influence des bains; les doigts avaient diminué de volume, le sommeil était revenu et l'appétit s'était sensiblement accru.

Ce traitement fut continué, sans modification, durant un mois; le malade se trouvait alors parfai-

tement, s'il ressentait encore quelquefois des démangeaisons, c'était pendant la nuit lorsqu'il avait très-
chaud.

Pour faire disparaître jusqu'au souvenir de la maladie, j'engageais M. M*** à se faire jeter sur le
corps, le soir avant de se coucher, un drap mouillé,
et de s'en frotter pendant quatre ou cinq minutes.
Le malade le fit et s'en trouva bien. Cette fomentation
passagère calmait la peau que les vêtements et la
chaleur avaient irritée pendant le jour, et la démangeaison ne se développait pas.

Après deux mois de ce traitement, M. M***, se
trouvant très-bien, cessa le traitement et quitta Strasbourg le 12 octobre 1843. Tous les renseignements
que j'ai reçus jusqu'à ce jour (6 mars 1844) me
confirment la solidité de la guérison.

———

Je m'abstiens de toute réflexion sur cette observation; les faits parlent assez haut pour n'avoir pas
besoin de commentaires. Je terminerai par quelques
considérations générales fort courtes.

Lorsque j'ai parlé de l'hydrothérapie, que j'ai
signalé sa valeur et ses succès, des hommes sérieux
et dont les noms sont respectés dans la science, ont
répondu : ce ne sont pas des assertions que nous
voulons, ce sont des chiffres et des résultats comparatifs qu'il nous faut. Cette demande était juste, je

l'ai satisfaite autant que les documents actuels le permettent, et il est résulté de ces recherches que l'hydrothérapie l'emporte de beaucoup sur les moyens médicaux auxquels nous l'avons comparée.

Que manque-t-il donc maintenant à ce remède pour qu'il soit accepté et mis en usage? Serait-ce d'être privé de cette action mystérieuse, attribuée si gratuitement à la plupart des médicaments? Serait-ce de ne pouvoir pas être donné à haute dose, et de produire l'empoisonnement comme certaines substances pharmaceutiques, récemment vantées dans le traitement de quelques maladies aiguës? Serait-ce parce qu'il exige trop de soins et de réflexions de la part du médecin? Serait-ce parce qu'il est simple, actif et d'une efficacité incontestable? Non certes, tous ces motifs ne sauraient exister, et bien qu'ils soient dans la pensée d'une partie du public, je les repousse énergiquement. Je crois à la loyauté des médecins, à leur désintéressement, et je ne doute pas qu'aussitôt que la conviction aura pénétré dans leur esprit, leurs préventions actuelles ne fassent place à la confiance.

TABLE

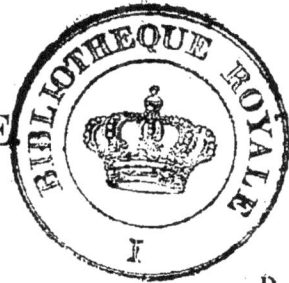

FIN.

www.ingramcontent.com/pod-product-compliance
Lightning Source LLC
Chambersburg PA
CBHW071451200326
41519CB00019B/5702